Ni una sola gota

Ni una sola gota

Guía para reforzar el suelo pélvico
y vivir tranquila

Raquel Oliva Suárez

VERGARA

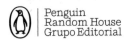

Penguin
Random House
Grupo Editorial

Primera edición: noviembre de 2023
Primera reimpresión: noviembre de 2023

© 2023, Raquel Oliva
© 2023, Penguin Random House Grupo Editorial, S. A. U.
Travessera de Gràcia, 47-49. 08021 Barcelona
© 2023, Ramón Lanza, por las ilustraciones

Printed in Spain – Impreso en España

ISBN: 978-84-19248-76-3
Depósito legal: B-14857-2023

Compuesto en Llibresimes, S. L.

Impreso en Romanyà Valls, S. A.
Capellades (Barcelona)

VE 4 8 7 6 3

ÍNDICE

PREFACIO

Tengo el placer de presentarles esta maravillosa obra, cuya autora no es solamente mi amiga, sino que también ha sido mi guía sin saberlo en estos últimos años.

Durante mucho tiempo veía en la clínica cómo los pacientes volvían a consulta tras haberles dado el alta meses antes y todos coincidían en lo mismo: «Sí, mejoré mucho, pero dejé de hacer los ejercicios y ahora estoy igual que antes». Entonces yo me volvía a poner manos a la obra y, al cabo de unos meses, otra vez igual: el ciclo sin fin. Poco a poco me fui desmotivando con este ámbito de la fisioterapia y volcándome mucho más en otros, hasta que llegó Raquel.

En los inicios, cuando Raquel me propuso el método, dije que sí sin pensármelo. Son estas cosas que sabes que van a funcionar solo por cómo te las cuentan y lo claro que lo tiene la persona que lo hace. A comienzos de la pandemia nació Mente y Suelo Pélvico, el proyecto que cambiaría la vida a muchísimas mujeres y que obtuvo resultados positivos desde el minuto uno.

Las mujeres que participan en los programas de Mente y Suelo Pélvico son capaces de trabajar los músculos localizados en esta zona para mejorar las disfunciones que un suelo pélvico incompetente conlleva y tomar conciencia de la importancia que tiene. Esto último es lo que siempre fallaba en la clínica; el trabajo de la mente. Las chicas se mostraban ahora muy agradecidas de conocer este método que les ayudaba a no recaer y al fin decir: «Puedo volver a correr sin perder ni una gota», «Ya salgo sin compresa» o «Mis relaciones sexuales ahora son la bomba». El increíble descubrimiento del acompañamiento, el apoyo y el hábito.

Aprovecho la ocasión para felicitar a la autora por todo el trabajo que hay detrás de este precioso proyecto y darle las gracias por mostrarme el camino y compartir la pasión de ayudar a los demás.

Laura García, fisioterapeuta graduada (ULPGC),

especializada en suelo pélvico (UEM)

INTRODUCCIÓN

La mente es como un paracaídas, solo funciona si la tenemos abierta.

ALBERT EINSTEIN

Esto no es un libro de anatomía ni de fisioterapia, es un libro divulgativo, un manual que te va a enseñar el camino para acabar con la incontinencia.

Cruzar las piernas, echar el cuerpo hacia delante o evitar que te hagan reír son remedios que no van a ayudar a que se te escape el pis. La solución es ejercitar la musculatura del suelo pélvico.

Si no estás de acuerdo, porque ya lo has hecho, es porque faltan pasos en ese proceso, como son la mentalidad y la conciencia del suelo pélvico.

La incontinencia no sucede por ser mujer, por ser madre, por tener la menopausia y un sinfín de clichés que nos han querido colgar… No hagas caso a esto, por favor, esto te convierte en un ser pasivo que ni siquiera se plantea si la incontinencia tiene solución o no. Pero me quedo tranquila porque, si estás leyendo estas palabras, es porque eres un ser proactivo, una mujer que quiere cambiar su situación y vivir libre.

No sé si ya me conoces o si es la primera vez que me lees, pero te felicito, pues no es fácil dar el paso para querer cambiar algo en nuestras vidas y salir de esta zona de confort o seguir buscando fuera cómo cambiar esa situación.

Hay muchas mujeres que llegan a mis programas cansadas de buscar remedios, cuando lo que hay que buscar es la solución para acabar con la incontinencia. Esta solución está en ti, ¡sí!, y yo te voy a enseñar a lo largo de este manual a cómo llegar a esa solución tan deseada. Solo necesitamos los conocimientos adecuados y trabajar la mente.

Por eso te quiero presentar esta oportunidad en forma de guía y ayudarte en esta situación en la que estás en este momento, ya sea por incontinencia de esfuerzo, de urgencias o las dos (mixta). La causa también puede estar en un prolapso, un cistocele, un rectocele o una incontinencia de gases o fecal.

Así que te hago una propuesta: que estés atenta a lo largo de estas páginas porque te vas a ir encontrando con pepitas de oro de mentalidad. Yo las llamo así, pero en realidad son *tips* que te van a ir ayudando durante este reto. Espero que las vayas recogiendo hasta que tengas un lingote, así que ahí va la primera entrega.

Tómate este libro como un reto, un desafío. De hecho, lo vamos a llamar así, ¿vale? Porque a la mente hay que motivarla para que segregue ciertas hormonas como la dopamina. Así estarás preparada no solo para leer, sino también para aplicar lo que vayas aprendiendo. El desafío para mí es que practiques todos los ejercicios, no que leas la guía de principio a fin y no apliques nada. Eso no te sirve a ti, ni tampoco a mí.

Me gustaría que me mandaras un mensaje diciéndome que estás aplicando todos los ejercicios, que has entrado en el desafío y que vas a por ello.

Pero también está bien leer el manual de corrido y luego ir a la parte de los ejercicios. Será muy interesante, ya que están acompañados de vídeos.

Te aseguro que es un libro superpráctico.

Ahora dime, ¿aceptas el reto?, ¿aceptas el desafío?

Si es un sí, ponlo en el grupo de Telegram que he creado para las mujeres que han aceptado; mi equipo y yo te leeremos por allí.

Si así lo haces, te estás comprometiendo a poder vivir en libertad, para terminar con la esclavitud del baño o de la compresa, y cambiar tu situación definitivamente.

Para dejar de tener miedo a reír, a saltar, a correr porque se te va el bus o el metro. Para poder vivir sin estar pendiente de tener un baño cerca, de levantarte hasta tres o cuatro veces por la noche interrumpiendo tu sueño, tu descanso. Quiero que sepas que ahora, en tus manos, en este libro, tienes una oportunidad de acabar con todo esto.

Este libro, manual o guía, como prefieras llamarlo, es una oportunidad y no puedes perderla, no puedes dejarla pasar.

Cómo leer este libro

Cada capítulo y cada ejercicio de este libro es superimportante y tienes que seguirlos de forma seguida porque, si te pierdes uno de ellos, puede que te quedes sin una clave que te enlaza con un ejercicio para obtener una dinámica y, entonces, ya no lo estarás haciendo bien.

Es el mismo camino que les he enseñado a mis alumnas desde el año 2015 y de forma online desde 2020. Y tengo que decirte que el 95 por ciento de estas mujeres valientes ha acabado totalmente con la incontinencia.

Yo voy a intentar que sea lo más dinámico y lo más práctico posible. A mí me gusta que sea muy práctico porque si no, si solo nos quedamos con la teoría, ya te adelanto lo que va a pasar: si solo te quedas con la información teórica, serás una mujer más informada, por supuesto, pero si no la pasas a la práctica, si no pasas a la acción, entonces no serás una mujer experimentada y la transformación no sucederá.

Sé que te preguntarás: «Raquel, ¿con este libro voy a acabar con la incontinencia?».

Déjame que te cuente. En este libro te voy a dar todo el conocimiento necesario, te voy a contar lo fundamental que tienes que saber para acabar por ti misma con la incontinencia; tienes que estar atenta y seguir el paso a paso para que puedas hacer esa transformación. Voy a estar contigo y te voy a llevar de la mano durante todo el libro, y también a través de los vídeos explicativos a los que podrás acceder si tienes el teléfono móvil al lado.

Mi propia experiencia me indica, y a lo largo de este recorrido con mis alumnas así lo he observado, que las personas que más interaccionan siempre están más predispuestas al cambio. Así que te invito a que entres en este desafío con la mente en modo «paracaídas».

Esta idea, atribuida a Albert Einstein, me encanta, y quiero justo eso, que entres en modo paracaídas. Si tu mente no está abierta, no funciona. Igual que un paracaídas. ¿Para qué sirve uno que no se abre? Pues para nada.

Yo pienso lo mismo acerca de la mente. Si no está abierta, entonces no sirve de nada, porque no estamos predispuestas a esa transformación, no estamos motivadas a dejar que nos guíen.

Ahora te explicaré un poquito mi experiencia, la que he visto y vivido a través de mi método Mente y Suelo Pélvico. He querido recopilarlo de manera sencilla para que puedas entenderlo. Se trata de las seis claves fundamentales para acabar con la incontinencia.

Y la primera clave es la toma de conciencia.

Quiero invitarte a que tomes consciencia de que hay una oportunidad. Aunque hayas ido a varios sitios (clínicas, consultas, profesionales) y no hayas encontrado solución, lo que pretendo es que pienses y que sientas que esta es otra oportunidad desde otra visión que hasta ahora nadie te había propuesto porque la parte mental no se abarca desde el sistema de trabajo o los tratamientos tradicionales, que son los mayoritarios.

Esta puede ser la única estrategia que sí tiene en cuenta esa parte mental tan importante porque incluso fisioterapeutas especializadas en suelo pélvico que han tenido incontinencia han aprendido mi método para acabar con ella y, además, poder ayudar a sus pacientes a través de los programas de Mente y Suelo Pélvico.

La primera clave, la toma de conciencia, puede cambiar tu situación si verdaderamente asumes la responsabilidad y pones de tu parte, porque yo voy a poner todo, te voy a dar todos los conocimientos necesarios para que acabes con la incontinencia.

Otra clave es la musculatura voluntaria. Además del famoso ejercicio de Kegel, existen otras alternativas para tonificar ese 20 por ciento de musculatura pélvica que puede responder a nuestra orden si la tenemos bien tonificada.

Claro está, Kegel hay que hacerlo con técnica, pero ¿qué quiere decir con técnica? Pues lo que quiere decir es que hay que hacerlo sin cometer errores, o hacerlo con eficacia para que rinda al máximo esa musculatura del suelo pélvico.

Además, como te acabo de comentar, no solo existe un Kegel. En Mente y Suelo Pélvico se trabaja con varios tipos de Kegel para ejercitar de manera analítica todas las partes de dicha musculatura, todas a la vez o por separado.

Pero, tranquila, te lo voy a explicar de la manera más práctica posible y no solo teóricamente, sino también con ejercicios. Otra de las claves es la musculatura involuntaria con la gimnasia hipopresiva. Quizá no sepas lo que es o tal vez seas toda una experta en ella, pero no has conseguido resultados. Pero el quid está en que la gimnasia hipopresiva de manera aislada no resuelve la incontinencia, no en la mayoría de los casos. La gimnasia hipopresiva y la sexualidad pertenecen a lo que yo llamo entrenamiento de la musculatura involuntaria.

Asimismo, aprenderás la importancia de la sexualidad, cómo un orgasmo está totalmente implicado en cierta medida en la tonificación de la musculatura del suelo pélvico.

Los especialistas no hacen referencia a la sexualidad, no trabajan con ella, cuando esta parte es clave para el mantenimiento de una musculatura perineal competente.

Llevo muchos años trabajando la sexualidad como psicóloga y eso me ha ayudado a abordarla en el campo de la tonificación del suelo pélvico con naturalidad. Esta musculatura está implicada directamente en los orgasmos. Ya te contaré en los siguientes capítulos cómo sucede esto.

También tenemos los ejercicios funcionales, que nos permiten movernos de manera funcional. Para que lo entiendas, es algo así como cuando vamos a coger algo del suelo y tenemos que agarrarnos al sillón, o cuando se nos cae algo en la calle y debemos apoyarnos en un coche. Así, si practicas ejercicios funcionales como las sentadillas libres, podrás flexionar tus piernas y coger lo que se te ha caído al suelo sin necesidad de ningún apoyo.

Los ejercicios funcionales ayudan a tonificar la musculatura implicada en el suelo pélvico, pero siempre que se trabajen de manera transversal. Es decir, el suelo pélvico por un lado, y la funcional por otro. Normalmente se trabaja de manera aislada o solo el suelo pélvico, olvidando esa musculatura implicada como aductores, isquios, glúteos, etc. Los ejercicios funcionales vienen muy bien en las incontinencias de urgencias, por ejemplo, pero esto te lo explicaré más adelante.

Unas de las claves fundamentales e imprescindibles y que las demás disciplinas pasan por alto es la importancia del trabajo mental. Para mí, y no solo para mí, sino para todas las alumnas que han pasado por mis programas, esta es la clave más importante.

¿Por qué? Porque tengo pacientes que han acabado con la incontinencia en tiempo récord. De hecho, en una de las últimas inscripciones al programa de Mente y Suelo Pélvico, mujeres que llevaban doce años con la esclavitud de la compresa, después de cuatro o cinco semanas, estornudaban y no se les escapaba nada, pero seguían con la compresa por si acaso.

Es aquí donde entra el trabajo mental de devolverles la seguridad para que no se pongan esa compresa «por si acaso». En la incontinencia de urgencia y vejiga hiperactiva el trabajo de entrenamiento mental es todavía más necesario por el nivel de condicionamiento de las micciones. Ya te explicaré de manera clara qué significa todo esto, por si es tu caso. Por último, la clave con la que sin ella no existiría Mente y Suelo Pélvico es el grupo. Hasta ahora somos pioneras en esta forma de abordar la incontinencia, nadie antes había abarcado el trabajo de la incontinencia de manera online ni en grupo. Hemos sido las primeras no solo en España, sino en el mundo en ayudar a acabar con la incontinencia primero desde la mente y luego en grupo. Cuando tratemos esta clave te describiré la importancia de trabajar en grupo para acabar con cualquier tipo de incontinencia. Estas son las seis claves que vamos a desarrollar y a trabajar, y quiero que tú te involucres, pero solo si tienes la mente en modo «paracaídas».

Es decir, tener la mente abierta es la única manera de poder ayudarte. Por otro lado, verás que todo va a ser superpráctico, pero, por favor, si tienes cualquier duda, ponla en el grupo de Telegram o escríbeme por e-mail a info@raquelolivas. En este código QR tienes el acceso al grupo de Telegram:

Qué vas a aprender en este libro

Por fin descubrirás cuál es el verdadero motivo que te está causando la incontinencia, aunque ya hayas visitado a otros especialistas. Allí te dicen lo que tienes, y es necesario que cuentes con una valoración.

Pero en estos sitios no te explican con detalle el porqué de tu incontinencia ni cómo poner fuerte tu musculatura pélvica, que es lo que te está causando esa incontinencia, ya sea de urgencia, de esfuerzo o mixta.

También te diré cuál es la diferencia entre esos dos tipos de incontinencia y aprenderás varios ejercicios prácticos para cada una de ellas, porque en Mente y Suelo Pélvico hemos detectado que no se trabajan de igual forma. Efectivamente, algunos ejercicios van mejor para la de urgencia que para la de esfuerzo.

Estos ejercicios te los iré enseñando en diferentes capítulos del libro y con el soporte de los vídeos, por si eres más visual y te gusta más esa opción que con solo la explicación. Lo cierto es que utilizar el soporte de vídeo te ayuda por si no entiendes algo y podrás ir hacia delante o atrás y verlo las veces que necesites. Luego, ya sabes que puedes escribirnos en Telegram o por e-mail. Es importante también que, cuando empieces a practicar los ejercicios cada día, elimines cualquier distracción y desconectes y silencies todo lo que te rodea; deberás centrarte de lleno en los ejercicios para que sean efectivos. Esto es necesario para que lo interiorices y se convierta en un hábito.

Por otra parte, entrar en el grupo de Telegram también te ayudará. Por supuesto, no es imprescindible, pero allí podrás ver cómo otras mujeres están siguiendo el reto, que no eres la única y que no estás sola.

De hecho, esta es la gran diferencia con respecto a ir a otros especialistas: que allí estás en la soledad de la consulta y que parece que eres la única que tiene incontinencia. Pero verás que eso no es así. No estás sola.

Tomes la decisión que tomes estará bien porque lo importante es que te estás dedicando a ti misma; si estás leyendo este libro es porque quieres cambiar tu situación actual.

Así que te felicito por tomar la decisión de ocuparte de ti. Vamos a por ello.

Para quién es este libro

Quizá te hayas preguntado: ¿Y cómo sé que esto es para mí?

Te lo explico: este desafío es para mujeres que tienen incontinencia y no saben qué les pasa ni qué es ese músculo del que me está hablando Raquel.

Este libro entonces es para ti, porque, al final, se trata de entrenar un músculo que está debilitado.

Recuerda que lo primero es tener una valoración del especialista en suelo pélvico, y si te ha dicho que efectivamente tienes incontinencia por tener el suelo pélvico o la zona perineal débil, entonces este manual es para ti.

Además, también está destinado para mujeres con incontinencia que ya han buscado en muchos sitios soluciones y no encuentran una información que les convenza, así como para mujeres que tienen incontinencia y han probado absolutamente de todo, como les ha pasado a muchas alumnas de Mente y Suelo Pélvico.

Esta guía puede ser útil incluso para aquellas fisioterapeutas especializadas en suelo pélvico con incontinencia que han probado todas las técnicas posibles y han acudido a todos los cursos sobre el tema, pero no han podido acabar con la incontinencia. Por tanto, si eres fisioterapeuta, este manual también es para ti, pero, recuerda, modo «paracaídas».

Si tienes la autoestima muy baja por tus problemas de suelo pélvico, independientemente de que tu incontinencia sea de esfuerzo, de urgencia, de gases, fecal, tengas prolapso de cualquier tipo o grado, estas páginas también son para ti.

¿Para quiénes no está destinado este libro?

Esta guía no es para mujeres que están embarazadas. Si es tu caso, no es para ti todavía; después de haber dado a luz, entonces sí. Tu recuperación del parto será más rápida, recuperarás el tono del suelo pélvico, evitarás la diástasis abdominal y recuperarás tu figura.

Si tienes hipertensión, lo único que no puedes realizar sin supervisión son las prácticas de la gimnasia hipopresiva, pero todo lo demás sí. Te lo explicaré más adelante, pero te doy un pequeño adelanto: los hipopresivos, al trabajar con apnea, no son recomendables para mujeres hipertensas, como tampoco lo es el deporte de alta intensidad. Pero si estás sujeta a medicación y la tienes regulada, puedes hacerlo siempre con una monitora especializada en gimnasia hipopresiva al lado.

Se puede trabajar con mujeres hipertensas si están controladas y bajo supervisión, pero en este caso, lo mejor es que no se hagan los hipopresivos y se focalice en los ejercicios de Kegel, en la parte sexual y en la mental.

Este libro tampoco es para ti si un especialista nunca antes te ha hecho una valoración. No puedes ejercitar una zona sin haber hecho antes una valoración médica, pero sí te viene bien la información y el conocimiento.

Por qué hago todo esto

No me he presentado hasta ahora, soy Raquel, y seguro que te estarás preguntando qué hace una psicóloga hablándome de suelo pélvico; eso te lo explico más adelante, no tengas prisa.

Fui jugadora profesional de balonmano, me licencié en Psicología por la Universitat Oberta de Catalunya (UOC). Trabajé durante más de veinticuatro años en el Ayuntamiento de Telde como monitora deportiva con mujeres de diferentes edades. También suelo colaborar con diferentes medios de comunicación provinciales de Canarias, así como con periódicos (*Marca*) o emisoras de radio (Radio Nacional de España).

Todas estas colaboraciones están relacionadas con la psicología deportiva, ya que trabajo con futbolistas profesionales masculinos y femeninos, con tenistas, etc.

Pero verdaderamente de lo que estoy orgullosa es de ser madre de mis dos maravillosos hijos, mis gemelos.

Me corté el pelo porque una de mis mejores amigas me dijo:

—Raquel, no vas a tener tiempo para nada cuando seas madre.

Tuve un embarazo maravilloso, me dediqué a caminar por la playa y me fui a vivir a una autocaravana hasta el octavo mes. Aunque me dijeron que el embarazo era de alto riesgo por ser gemelar y porque tenía treinta y nueve años, no hice caso por la sencilla razón de que todo estaba bien; yo no paré de hacer deporte y ellos estaban de maravilla.

Di a luz con treinta y ocho semanas y media, tuve un parto que incluso fue divertido. Fue un parto vaginal y no me dieron ni un punto.

La ginecóloga que asistió mi parto fue Alicia Martín Martínez, que, sin yo saberlo, era la jefa de la unidad de suelo pélvico en Las Palmas de Gran Canaria. Todavía recuerdo cómo alucinaba con mi suelo pélvico y les explicaba cosas a los residentes mientras lo tocaba; yo solo le comenté que me dedicaba a entrenar. No sé si algún día leerá este libro, pero fue un parto maravilloso, así que gracias por la labor que haces.

Tenía claro que no quería tener ninguna complicación en el parto, y todo lo que dependiera de mí yo lo iba a llevar hecho.

Mi embarazo fue por inseminación artificial y desde ese momento ya empecé a entrenar mi suelo pélvico. De ahí que no recibiera ningún punto y que mi recuperación pélvica fuera casi inmediata. Pero ¿qué pasó después de dar a luz? Pues que mi abdomen no respondía. ¿Qué quiere decir esto? Pues que no me podía levantar, no tenía fuerza abdominal.

Fui a la matrona a la revisión posparto, y ya iba con miedo, puesto que era la primera vez que salía con los niños de casa. Revelaré lo que me sucedió ese día.

Llegué tarde y asustada. Sí, soy psicóloga, pero no estoy exenta del miedo: primero, soy un ser humano, y segundo, aunque es verdad que tengo herramientas para gestionar el miedo, el miedo automático no te lo quita nadie, como digo yo.

A lo que iba, llegamos tarde, diez minutos, y la matrona de la seguridad social ya cerraba la puerta para irse. Mi pareja y yo le dijimos que teníamos cita con ella. Nos contestó que la habíamos perdido, que llegábamos tarde.

Le comenté que era la primera vez que salíamos de casa con los pequeños y se nos hizo un mundo, que por favor me disculpara. Yo escuchaba mis propias palabras y no daba crédito a mi sometimiento, nunca visto en mí, pero empezaba a notar lo que somos capaces de hacer por nuestros hijos, es decir, pasa de mí si quieres, pero no de mis hijos.

En ese momento ya me empecé a sentir muy mal. La matrona nos dejó pasar a la consulta y pensé que era solo para revisar a los pequeños, pero me dijo con voz muy seca:

—Túmbese en la camilla y bájese las bragas —espetó sin explicar absolutamente nada. Yo tampoco pregunté, quería acabar pronto e irme.

Casi no pude ni tumbarme porque me caía hacia atrás, ya que no podía amortiguar con la musculatura del abdomen.

Me metió el dedo en la vagina y me dijo que apretara, y me añadió que estaba muy bien para haber pasado solo dos días. Cuando me dijo que me incorporara, yo no podía, así que tuve que pedir ayuda a mi pareja para no caerme de la camilla. Le pregunté por qué me pasaba eso, que no me respondía la musculatura abdominal. Ella me contestó que era normal.

Por supuesto que no era normal, no vi que les pasara a mis hermanas cuando dieron a luz.

Luego atendió a mis hijos con mucho cariño y tacto, como si se hubiera convertido en otra persona. Al salir me dio un folio con tres ejercicios y nos dijo: «Practicadlos en casa», pero ni siquiera nos los explicó.

Salí tan decepcionada y confusa que le dije llorando a mi pareja que no iba a permitir que ninguna otra mujer pasase por lo mismo. Yo tengo estudios y herramientas para gestionar todo esto, pero me acababa de sentir como una mierda (no pido perdón por la palabra, porque no hay otra definición).

La matrona no me dio ninguna explicación; yo necesitaba entender por qué había perdido la fuerza abdominal y, sobre todo, quería saber cómo recuperarla. Después de esto me dediqué a investigar y estudiar hasta descubrir qué era lo que le estaba pasando a mi musculatura. Estaba sola con los dos peques, les di el pecho hasta el año, y entre toma y toma, leía y me informaba.

En el siguiente apartado te cuento qué era lo que me pasaba exactamente; es algo que les ocurre a muchas mujeres tras dar a luz. Me obsesioné con el tema, quería tener toda la información, porque la información es poder, y ahora lo que quiero es transmitirte ese poder a ti.

Lo que realmente me pasaba y la matrona no me explicó es que tenía diástasis de los rectos abdominales. Esta se da en los rectos abdominales (lo que de forma coloquial llamamos «tabletas de chocolate» cuando alguien está muy musculoso.

Pues esos músculos, durante el embarazo, se separan para que el útero pueda crecer con el feto dentro. Al crecer, la línea alba —que está entre esas dos «tabletas de chocolate»— se rompe y hace que esa musculatura se separe durante los nueve meses que dura el embarazo. También les suele suceder a personas con sobrepeso.

Después de dar a luz, y dependiendo del volumen que haya tenido tu embarazo, esa musculatura queda totalmente debilitada, que era lo que me pasaba a mí. Hay gente que recupera el tono y vuelve a juntar los rectos abdominales.

RECTOS ABDOMINALES
COMPETENTES

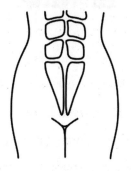

DIÁSTASIS ABDOMINAL

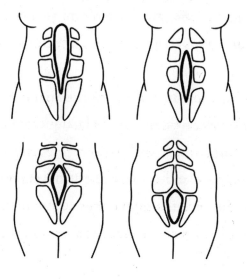

Si quieres ver un vídeo donde explico la diástasis, entra desde aquí, pero recuerda luego volver al libro:

¿Qué hice yo, desde la ignorancia, para recuperar fuerza abdominal y poder juntar esos dos músculos? Pues empezar a hacer abdominales *crunch* y apuntarme a crossfit. Pero esto lo único que causó fue que mi barriga cada vez se bombeara más; parecía que estaba embarazada otra vez.

Hice esto porque, durante toda mi vida de deportista, lograba poner mi barriga firme y dura con abdominales. Pero ¿qué pasó ahora? Que lo que estaba haciendo era bombear más y más mi barriga, porque detrás de ese recto abdominal existe una especie de faja que se llama transverso abdominal.

Ese transverso es lo que hace que nuestra barriga esté activa y no abombada o «fofa»; es como un corsé totalmente recogido que rodea toda esta zona y se inserta en la espina dorsal.

Si esta faja abdominal se vuelve activa y competente, los rectos abdominales vuelven a su sitio y dejan de estar separados. Esto fue lo que descubrí en mi investigación después de leer varios libros y visitar a diferentes fisioterapeutas.

A las personas que tienen diástasis, al sentarse, se les sale hacia fuera como una especie de bola en la zona abdominal. Así que, sabiendo ya que tenía una diástasis abdominal, empecé a corregirla.

Todos los ejercicios que aprendí los fui poniendo en práctica después del embarazo. Iba fusionando diferentes técnicas a nivel físico, pero también trabajé con la mentalidad y la sexualidad, imprescindibles para la recuperación.

Finalmente recuperé mi diástasis abdominal y logré dejar la barriga plana y competente; recuperé mi figura.

Violencia obstétrica

Quiero hablarte de este concepto que parece que está tan de moda, pero es algo que las mujeres han sufrido a lo largo de su vida. Y por favor, que ningún profesional de la salud se sienta ofendido; no estoy generalizando y sé que hay muy buenos especialistas, pero yo pude evitar ser víctima obstétrica porque supe cómo actuar.

Para que lo entiendas bien si nunca has oído hablar de este concepto, la violencia obstétrica es un término que se refiere a una serie de prácticas y comportamientos que violan los derechos de las mujeres durante el embarazo, el parto y el posparto. Aunque este concepto se utiliza comúnmente en el contexto de la atención obstétrica, también puede extenderse a otras áreas de la salud, como las exploraciones ginecológicas o urológicas.

En el caso de las exploraciones ginecológicas o urológicas, la violencia obstétrica puede manifestarse de diferentes formas, incluyendo:

- Falta de consentimiento informado. Toda intervención o procedimiento médico debe contar con el consentimiento informado de la paciente. La violencia obstétrica ocurre cuando no se obtiene el beneplácito de la persona que acude a consulta o cuando no se le brinda información suficiente y comprensible sobre el proceso, sus riesgos y alternativas.

- Trato irrespetuoso o humillante. La violencia obstétrica puede implicar un trato irrespetuoso, degradante o humillante hacia la mujer durante las exploraciones ginecológicas o urológicas. Esto puede incluir comentarios ofensivos, falta de privacidad, ausencia de comunicación clara o actitudes que hacen sentir a la mujer menospreciada o avergonzada.

- Falta de sensibilidad y empatía. La violencia obstétrica también puede manifestarse a través de una falta de sensibilidad y empatía por parte del personal médico. Esto puede incluir la ausencia de escucha activa, la minimización de las preocupaciones o el dolor de la mujer, o la falta de apoyo emocional durante el procedimiento.

- Dolor innecesario o procedimientos invasivos. En algunas ocasiones, la violencia obstétrica puede implicar la realización de procedimientos innecesariamente dolorosos o invasivos sin justificación médica adecuada. Esto puede causar angustia y traumas innecesarios a la mujer.

Es importante destacar que toda persona tiene derecho a recibir una atención médica respetuosa, digna y centrada en sus necesidades y preferencias. La violencia obstétrica en cualquier contexto, incluyendo las exploraciones ginecológicas o urológicas, es inaceptable y contraria a los derechos humanos. Ten esto en cuenta, así que la comunicación es esencial.

Es fundamental promover la conciencia sobre la violencia obstétrica, y por eso saco el tema en este libro. Hay que educar tanto al personal médico como a las mujeres sobre sus derechos y fomentar un enfoque de atención basado en el respeto, la empatía y la comunicación efectiva. Además, las mujeres deben sentirse empoderadas para denunciar cualquier experiencia de violencia obstétrica y buscar el apoyo necesario para superar cualquier trauma o impacto emocional negativo que puedan haber experimentado.

Para mí es importante que ese profesional de la salud te diga dónde te va a tocar y cómo, y que te avise siempre para que no te sientas incomoda. Son tus partes más íntimas y además son sensibles, son tuyas, no lo olvides.

Te podría describir cientos de casos de violencia obstétrica, de hecho, la ginecóloga de nuestro equipo nos habla de cómo se debe tratar a una paciente, ya que a ella le consta que esto pasa actualmente, por testimonios de mujeres que llegan a su consulta buscando un trato digno.

Te quiero mostrar un ejemplo para que lo entiendas mejor porque es muy sutil y quiero concienciarte para que no te pase ni a ti ni a nadie.

A continuación, te describo un posible caso de violencia obstétrica de una mujer que va a una consulta de ginecología o urológica.

Cuando acudimos al ginecólogo o ginecóloga normalmente vamos nerviosas por muchos motivos, pero uno de ellos es la vergüenza de enseñar nuestras partes íntimas. Te sientes inquieta, pero también confiada en que recibirás una atención médica profesional y respetuosa. Sin embargo, puede resultar totalmente diferente.

Puede pasar que el médico no te explique el procedimiento y simplemente te diga, como me pasó a mí: «Acuéstese en la camilla y desnúdese de cintura para abajo». Y sin darte tiempo para procesar la situación o hacer preguntas, realice la exploración de manera brusca y apresurada, sin explicarte qué está haciendo ni solicitar tu consentimiento informado.

Esta situación provoca una sensación de incomodidad y dolor durante el examen porque el médico no muestra empatía ni se detiene a preguntarte cómo te sientes. Por ejemplo, que te diga que la incontinencia es porque tienes sobrepeso, como le ha pasado a algunas de mis alumnas; y sí, influye el peso, pero hay muchas maneras de decirlo.

Si durante la consulta te sientes mal, pregunta sobre el procedimiento y no dejes que minimice tus preocupaciones, reste importancia a tus síntomas y te haga sentir ignorada. La falta de comunicación clara y el trato irrespetuoso generan una sensación de impotencia y vulnerabilidad.

Una paciente puede quedar emocionalmente afectada y traumatizada por la experiencia. Cualquier ciudadano tiene esos derechos como paciente y deben ser respetados. Este ejemplo ilustra cómo la violencia obstétrica puede manifestarse en una consulta de ginecología a través de la falta de respeto, la ausencia de comunicación y la negligencia en la atención de la paciente. Es importante recordar que la violencia obstétrica no solo se limita a situaciones extremas, como el abuso físico, sino que también puede manifestarse en formas más sutiles, pero igualmente perjudiciales, como la falta de empatía, el trato deshumanizado y la inexistencia de consentimiento informado.

Es fundamental abordar y prevenir la violencia obstétrica a través de la educación, la sensibilización y la promoción de prácticas basadas en el respeto, la dignidad y el consentimiento informado. Todas las mujeres tienen derecho a recibir una atención médica que les brinde seguridad, respeto y autonomía en todas las etapas de su atención ginecológica.

Por qué me dedico a esto

Acabar con la diástasis fue un proceso que me llevó año y poco. Todavía estaba de baja en el trabajo y, al incorporarme al mundo laboral, quise enseñar todo lo que había aprendido al grupo de mujeres con el que trabajaba en el ayuntamiento dando clases de mantenimiento deportivo.

Todo lo que había ido apuntando, estudiando e investigando, ese paso a paso, se convirtió en un método. Todo lo que a mí me dio resultado ahora iba a ser probado por otras mujeres de diferentes edades.

Estuvimos casi dos meses y medio aplicando todo lo que les mostraba de mi método, hasta que les dije: «Chicas, tengo un programa nuevo de zumba con crossfit. Lo vamos a empezar a implementar el lunes». Algunas dijeron que les gustaría seguir con mi método, pero yo me empeñé en que no, que sería bueno cambiar.

Por la tarde tenía el móvil lleno de mensajes. ¿Y cuál fue mi sorpresa? Que muchos de ellos me decían: «Raquel, es que los ejercicios que nos has enseñado han hecho que no tenga escapes de pis, ya no llevo compresa ni para venir a gimnasia». Otras usuarias me dijeron: «Yo no tengo ya incontinencia de urgencia, Raquel, no me levanto por las noches a hacer pis desde que he estado contigo haciendo estos ejercicios», o «Raquel, he conseguido estar fuera de casa hasta cuatro horas sin estar pendiente de un baño y he terminado con mi estreñimiento».

Yo no daba crédito a lo que me decían por mensajes y pensaba: «Bueno, claro, porque estamos ejercitando toda esa musculatura, pero a lo mejor me lo dicen porque me tienen cariño».

Creía eso porque por ese tiempo andaba yo trabajando el merecimiento y la valía, pues no me la tenía bien trabajada; ya verás qué significa, porque la trabajaremos a lo largo de este libro.

La mayoría de las mujeres, cuando nos hacen un cumplido o un agradecimiento, siempre lo justificamos o lo negamos. Si nos dicen: «Qué guapa estás», solemos responder con sorpresa, negación o vergüenza. Normalmente decimos: «Qué va, si no he tenido tiempo de arreglarme», o «serás tú, que me ves con buenos ojos», y un sinfín de excusas para no reconocer que para otras personas sí somos guapas.

A partir de ahora te invito a que digas simplemente «gracias», aunque tu mente busque excusas, es cuestión de entrenamiento; cuando digas diez «gracias», ya te saldrá solo y disfrutarás haciéndolo.

Regocíjate cuando alguien ve algo bueno en ti y da las gracias, solo eso, gracias y silencio con una sonrisa. Te aseguro que es un trabajo brutal.

Y cuando alguien te dé las gracias a ti, no digas «de nada», aprende a decir «un placer», decir «de nada» es quitarte mérito. Empieza a tratarte como te mereces, y verás que muchas cosas comienzan a cambiar también en tu entorno.

Una de mis alumnas, de más de setenta y ocho años, me decía: «Raquel, yo he tenido estreñimiento crónico toda mi vida, aparte de la incontinencia, y ahora se me ha quitado hasta el estreñimiento».

En definitiva, no me quedó otro remedio que seguir con el método, y en una fiesta que hicimos de cierre de curso, una de las mujeres y yo nos fuimos a caminar por la playa. En el paseo le confesé que lo que me habían dicho era muy potente. Esa alumna es Vicky, y ya te digo que le tienes que estar muy agradecida. Ya te explicaré por qué.

Yo lo estaré eternamente.

Me dijo: «Raquel, esto lo tiene que saber todo el mundo, esto se lo tienes que decir a las mujeres porque nos has cambiado la vida». No podía creer la dimensión de su testimonio porque yo nunca he tenido incontinencia, pero sus palabras fueron desde la emoción y la sinceridad más profundas.

Siempre me decía: «Raquel, tú nos ayudas más allá de lo físico, esto no es solo gimnasia». No podía llegar a entender la profundidad de sus palabras hasta que un día caí en la cuenta. Por cierto, te contaré la historia de Vicky más adelante.

Por eso estoy aquí hablándote de todo esto en este libro, por esas más de cien mujeres que estuvieron trabajando conmigo en los barrios de mi ciudad. Quizá tú seas una de esas mujeres que ya me conoce de alguna *masterclass*, eventos, webinars o cursos online. A estas alturas, ya son más de mil alumnas en dos años y medio las que han mejorado o acabado con su incontinencia a través de los programas en red.

Me gustaría saber cómo me has conocido, me encantaría que me mandaras un mensaje a través del grupo de Telegram del libro o al e-mail info@raquelolivas.com.

Por todo eso nace este libro, porque quiero llegar al máximo de mujeres posibles, porque solo con leer este libro y practicar unos días puedes conseguir la transformación que estás buscando, vivir más tranquila sabiendo que lo que tienes puedes cambiarlo si te pones a ello.

Si eres una mujer aplicada y no necesitas acompañamiento, lo podrás lograr. Yo, por ejemplo, no soy así y necesito que me acompañen. Siempre he preferido pagar a mentores para que me enseñaran todo lo que sabían y ahorrarme tiempo y dinero. Porque pierdo tiempo buscando la información y, además, me distraigo con facilidad, por eso con alguien al lado no tengo excusas y me pongo, sobre todo cuando la motivación no aparece.

Pero he visto a muchas mujeres que lo han conseguido sin acompañamiento, solo guiándose por los pasos que yo les doy. Pero tienes que seguir el paso a paso y no saltarte ningún tramo, ni del libro ni de los vídeos.

Pensar que en dos días vas acabar con la incontinencia no vale. Yo te voy a dar todo lo necesario para que tú acabes con la incontinencia, pero debes crear un hábito, un ritual como el de ducharse o cepillarse los dientes con el que tendrás que convivir. Esta parte es importante, pues quiero que sepas que si vas a leer este libro con una mentalidad de mujer pasiva esperando a que te den la varita mágica y que en dos días te pongas y listo, o que tan solo necesites leer el libro y tener la información, ya te digo que no va a ser así.

Si es el caso, entonces olvídate y no inviertas tu tiempo leyendo el libro y viendo los vídeos. Si lees el libro sin aplicarte, serás una mujer más sabia, pero si lo lees y pones en práctica la teoría, serás una mujer experimentada.

¿Qué eliges?

Qué dicen las estadísticas sobre el suelo pélvico en los medios de comunicación

Como me lo tomo como una responsabilidad el que tomes consciencia, quiero que veas qué dicen los medios de comunicación, qué dice la gente que se dedica a hacer estos estudios.

La incontinencia urinaria afecta a la calidad de vida
y puede causar depresión.

Europapress habla de la incontinencia como posible causante de depresión y de cómo padecerla baja la calidad de vida.

He trabajado con mujeres que han tenido depresión porque no podían ni salir de sus casas por incontinencia fecal. Durante años sus hijos les preguntaban por qué no iban con ellos al parque por las tardes como las otras madres.

Con nuestros programas corrigieron su incontinencia fecal y pudieron salir de nuevo a la calle con tranquilidad.

Enlace a la noticia: https://www.infosalus.com/salud-investigacion/noticia-incontinencia-urinaria-afecta-calidad-vida-puede-causar-depresion-20190531181406.html

La incontinencia urinaria femenina se esconde
y eso obstaculiza su abordaje.

El periódico *La Razón* nos habla en uno de sus artículos de cómo al esconder la incontinencia urinaria se obstaculiza su abordaje. Que un tema sea tabú no ayuda a resolver este problema, sino todo lo contrario; o lo normalizamos o lo estigmatizamos.

Cerca de seis millones y medio de españolas presentan incontinencia, pero estoy segura de que es el doble. El motivo es que la mayoría de las mujeres no lo cuenta por vergüenza; otras, porque como lo han visto en sus madres, tías o abuelas, lo normalizan pensando que sucede por ser mujer o por haber dado a luz.

Enlace a la noticia: https://www.larazon.es/atusalud/ salud/la-incontinencia-urinaria-femenina-se-esconde-y-eso-obstaculiza-su-abordaje-GI23905366/

Incontinencia urinaria: 12 datos curiosos
sobre un trastorno común del que se habla poco.

El *ABC* publicó que más de cincuenta millones de europeos padecen incontinencia urinaria. Es escalofriante este dato porque en España hay más de cuarenta y siete millones de habitantes; es como si toda la población española, sin discriminar por edad ni sexo, tuviera incontinencia, y, aun así, nos faltarían tres millones más.

Qué cosas. Y estas noticias pasan desapercibidas, cuando se podría hacer un trabajo de concienciación.

Enlace a la noticia: https://www.abc.es/familia/vida-sana/abci-incontinencia-urinaria-12-datos-curiosos-sobre-trastorno-comun-habla-poco-201904180153_noticia.html

¿Sabías que el 80 por ciento de las mujeres tienen pérdida de orina y que a un 12 por ciento les afecta a la hora de mantener relaciones sexuales?

Este es un titular del periódico *La Razón*. ¿Cómo puedes tú revertir la situación y cambiarla?

Enlace a la noticia: https://www.larazon.es/familia/20200515/36cnkpjpkvd73ax6agcfce25mu.html

Por todo ello, en el Instagram de @menteysuelopelvico hago vídeos sin vergüenza y sin miedos, divirtiéndome a la vez que educo y conciencio. Porque hay que tirar abajo los temores y tomarse la situación con respeto y sentido común, porque no estás sola.

No eres la única que tiene incontinencia, ya lo has visto en todos los estudios y estadísticas que te he mostrado: más de seis millones y medio solo en España. Te aseguro que hay muchas más mujeres como tú, así que vergüenza fuera y entra en el grupo para que verdaderamente sientas que no estás sola.

Ya sabes que en realidad hay más mujeres afectadas de las que pensamos porque hay muchas que no lo cuentan. Lo dicen los especialistas y diferentes artículos de prensa.

Así que se acabó sentirte insegura, con vergüenza o sola, quiero que te imagines ahora a más mujeres con el libro en las manos y leyendo a la par que tú.

Además, me gustaría que, cuando sientas alguna emoción como las que ya he comentado, te metas en el grupo o me mandes un e-mail; lee también a las compañeras o escribe simplemente cómo te sientes.

Yo estaré encantada de leerte, voy a poner todo de mi parte para que tires abajo cualquier vergüenza o sentimiento que haga de todo esto un tema tabú.

Tabú fuera.

Es importante desde ya que tomes conciencia de que esto se puede acabar, de que la incontinencia tiene solución, en algunos casos, en muy poco tiempo, en unas dos semanas, como les ha ocurrido a algunas de mis alumnas.

Con este libro, si tú pones de tu parte, acabarás con la incontinencia porque te voy a dar todos la información para que recorras ese camino y solo dependa de que tú te involucres.

Normalmente vamos a un fisioterapeuta o a un ginecólogo de manera pasiva, como cuando fui a la matrona, con miedo y sin saber nada, esperando a que me solucionaran el problema.

Pues si no me dices qué me pasa, yo lo busco y me pongo manos a la obra. Eso se llama ser proactiva y dejar de ser pasiva, que es lo que quiero hacer contigo, que te vuelvas proactiva y empieces a cambiar tu situación con este libro.

No era normal que yo tuviera diástasis, por mucho que la matrona me dijera que sí. Por eso me pasé año y medio (que se dice pronto) dedicando obsesivamente al tema una cantidad de tiempo increíble para buscar una solución. Gracias a eso, puedo acortar tu tiempo de aprendizaje para que no tengas que estar buscando toda la información, sino que la tengas detallada en un libro. Así que, a lo largo de estas páginas, desde ya, deberás ponerte en modo proactivo, como hice yo, y con la información que te voy a dar, realices todos los ejercicios para que tu situación cambie.

Clave 1

TOMA DE CONCIENCIA

La transformación no sucede mediante el
conflicto, sucede mediante la conciencia.

Osho

Toca ahora que tomes conciencia de tu suelo pélvico, porque vas a leer y oír en los vídeos «la musculatura del suelo
pélvico» unas mil veces, y tendrás que visualizarlo. Dime
si no cómo podemos trabajar un músculo si no ponemos
conciencia en dicho músculo.

Esto ya lo sabían los culturistas hace más de sesenta
años. Todo culturista sabe que, para trabajar los bíceps,
tiene que conocer su anatomía para visualizarlos mientras
utiliza la respiración consciente.

La visualización debe ser no solo del músculo, pues visualizar tu recuperación también será muy importante a lo largo de este aprendizaje, ya que se pueden acortar los tiempos gracias a esta técnica.

Qué es el suelo pélvico

Te presento el suelo pélvico (si quieres lo puedes ver en vídeo también). Todo lo que en la imagen está en rojo corresponde a musculatura, ligamentos y fibras, y todo lo que está más claro es hueso.

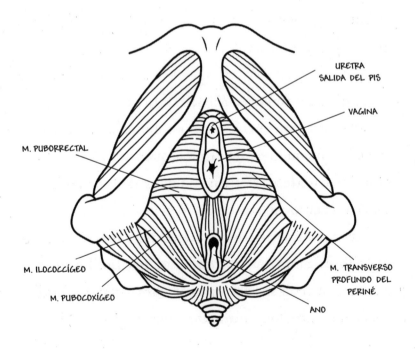

El suelo pélvico es un conjunto de músculos y ligamentos que cierran la cavidad abdominal en su parte inferior. Su función es sostener los órganos pélvicos (vejiga y uretra, útero y vagina, y recto) en la posición adecuada, porque de ello depende su normal funcionamiento. Así y todo, lo que a mí me impactó, o como suelo decir cuando me emociono, y para que se entienda bien, lo que verdaderamente me «voló la cabeza» fue cuando descubrí la siguiente información.

Esa musculatura que acabas de ver está compuesta en un 80 por ciento de colágeno y un 20 por ciento de musculatura. ¿Y por qué me emocionó tanto saberlo? Pues porque me conectó con la piel y con las arrugas por el paso del tiempo, y me dije: si esto es así, entonces el suelo pélvico es supersensible al paso del tiempo, de forma que va perdiendo su firmeza.

Me emocioné porque todo cobraba sentido en mi mente y entendí todo, sobre todo, fui consciente de que con entrenamiento se podría recuperar la musculatura y el mantenimiento podría evitar la debilidad.

Ahora estarás pensando: «¿Colágeno?, ¿si tomo colágeno lo solucionaré». La verdad es que no. De nada te sirve tomar colágeno si luego no vas a tonificar o fortalecer el músculo. Porque tomar colágeno y no tonificar ese músculo no sirve de nada, y si lo vas a tomar, que sea con supervisión de un especialista. Pero que sepas que tomar colágeno no supondrá ningún cambio en tu suelo pélvico.

Entonces ¿qué ventaja y desventajas tiene saber esto? Pues que el 80 por ciento de la musculatura del suelo pélvico es involuntaria, lo que quiere decir que, por mucho que tú quieras mover esa parte de la musculatura, no lo vas a conseguir.

Es decir, es como si solo te respondiera el 20 por ciento de los músculos de tus piernas: por mucho que quieras mover el 80 por ciento restante, no vas a poder.

¿Qué debes hacer entonces? Eso es lo que vas a ver en los próximos capítulos y vídeos. Pero te adelanto ya que tonificar esa parte involuntaria no es tan difícil, solo hace falta conocer los ejercicios específicos que se encargan de ello.

De hecho, hay un ejercicio que ya conoces, pero que practicas poco. Hacerlo a diario te ayudará a trabajar la parte involuntaria, además, es gratis y divertido. Pero ahora no toca, ya te lo desvelaré más adelante.

Aquí puedes ver el suelo pélvico explicado claramente:

Visualizar el suelo pélvico con conciencia

El primer ejercicio que te quiero enseñar para la toma de conciencia del suelo pélvico consiste en visualizar la imagen que tienes a continuación. Es decir, imagínate tu parte de abajo, con tus genitales, manteniendo la vejiga bien colocada, con tu útero y recto anal con su forma de tobogán y todas las vísceras encima, como te muestro en la imagen. Cierra los ojos y visualiza esa musculatura bien roja de tu suelo pélvico y bien activa.

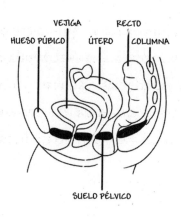

Es importantísimo visualizar, porque así vas a preparar la musculatura para cuando empieces con los ejercicios y, además, tu cerebro comenzará a reconectar a nivel neuronal con tu suelo pélvico.

Y si estás pensando «menuda chorrada que me está contando esta mujer», pues perfecto, me encanta que también pienses que es una chorrada, no lo juzgo.

Pero existen evidencias científicas que demuestran que el ejercicio de las visualizaciones ayuda a tomar conciencia de la musculatura, y no voy a ponerte referencias aquí porque quiero ir al grano. Te invito a que investigues sobre esto si tienes dudas.

Lo que sí te puedo contar aquí son mis experiencias con las alumnas de Mente y Suelo Pélvico. Las mujeres que no lo han practicado dan resultado muchísimo más tarde, y es que las que sí han hecho los ejercicios de toma de conciencia, simplemente visualizando el suelo pélvico, tienen una oportunidad maravillosa para despertar ese músculo. Porque, a nivel neuronal, la mayoría de las mujeres han cortado todas esas conexiones directas con el suelo pélvico.

Imaginería motora

En el mundo de la fisioterapia denominan a la visualización imaginería motora del suelo pélvico. Como te comentaba, implica la visualización y la imaginación de movimientos y contracciones específicas de los músculos del suelo pélvico. Aunque esta técnica no supone realizar físicamente los movimientos, tiene beneficios en el fortalecimiento y la rehabilitación del suelo pélvico. Aquí tienes algunos beneficios potenciales de la imaginería motora del suelo pélvico:

- Fortalecimiento muscular: al imaginar y visualizar los movimientos y contracciones de los músculos del suelo pélvico, se activan las mismas áreas del cerebro que se activarían durante la contracción real de estos músculos. Esto puede ayudar a fortalecer los músculos del suelo pélvico y mejorar su función.
- Conciencia corporal: la imaginería motora del suelo pélvico puede ayudar a desarrollar una mayor conciencia de los músculos del suelo pélvico y su función. Al visualizar los movimientos y las contracciones, se puede mejorar la conexión mente-cuerpo

y la comprensión de cómo se sienten y cómo funcionan estos músculos.

- Complemento a la terapia física: puede utilizarse como complemento a los ejercicios físicos y a las técnicas de fortalecimiento del suelo pélvico. Al combinar la práctica de la imaginería motora con los ejercicios físicos, es posible mejorar la efectividad de la terapia y potenciar los resultados.

- Reducción de la tensión y el estrés: la imaginería motora del suelo pélvico puede ser una herramienta útil para reducir la tensión y el estrés relacionados con el suelo pélvico. Al visualizar y relajar los músculos del suelo pélvico, se puede promover la relajación y aliviar la tensión acumulada en esta área.

Ahora tienes la oportunidad de empezar a despertar la musculatura de tu suelo pélvico. Espero que la aproveches con las mismas ganas con que yo te estoy enseñando mi método, y si es así, me gustaría que me mandaras un e-mail diciéndomelo, porque a la vez vas a adquirir un compromiso contigo misma.

En el próximo capítulo empezamos con el primer ejercicio para tonificar tu musculatura debilitada, pero, por favor, es imprescindible que tomes conciencia de tu suelo pélvico primero. La razón es que quiero que dañes lo menos posible tu suelo pélvico, ya que hay acciones que hacemos a diario que perjudican a esta musculatura.

Cómo hacer caca sin dañar al suelo pélvico

Ya te advertí al principio de este libro de que debías tener la mente abierta. ¡Y sí!, aquí vas a reaprender a cómo se hace caca.

Hacer caca empujando daña tu suelo pélvico, así que es lo primero que vas a cambiar de tus hábitos diarios. A partir de ahora, cuando vayas a sentarte en el retrete tienes que coger un cajón o banco pequeño y ponerlo debajo de tus pies.

Puedes utilizar el que usan los niños para llegar bien al lavabo, pues desde este momento tú lo utilizarás para hacer caca tal y como te muestro en la imagen.

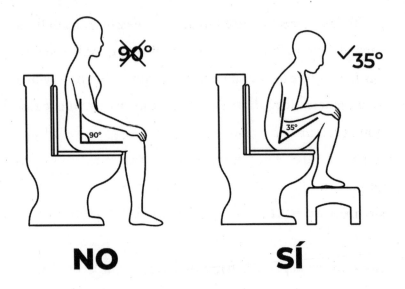

NO **SÍ**

Sube los pies y después concéntrate en la respiración; si tienes que empujar, que sea siempre mientras sueltas aire. Es decir, imagina que soplas una vela a la misma vez que empujas, y empuja desde la musculatura del suelo pélvico y siempre concentrándote en la respiración.

Con entrenamiento se consigue, y si eres de las que sufre estreñimiento, pues más motivo todavía para evitar lo que llamamos micropartos: empujar tanto y durante tanto tiempo puede incluso producir prolapsos (ya te lo explicaré en los siguientes capítulos).

Por último, ve al baño cuando tu cuerpo lo necesite y no evites hacer caca por vergüenza a que se oiga algo o huela mal.

Todas las cacas huelen mal, así que no eres nada diferente del resto. Evita ser como aquellos que no hacen caso a la llamada de la naturaleza y no hacen caca por vergüenza y esperan a llegar a casa. Cuando llegues a casa, puede que tu cerebro pase de ti, porque ya te avisó varias veces y tú pasaste de él. Tendrás que sentarte en el retrete a empujar porque llevas todo el día con ganas o porque llevas días sin hacerlo.

Pero no funciona así. Haz caso a la llamada del cuerpo, como digo yo. Si estás fuera de casa, hay miles de trucos para hacer que no huela mal, y, si no, sé natural y dile al compañero o al familiar que espere diez minutos a que se airee el baño.

Hacer caca es un acto natural y básico, tan básico que, si no haces caca, te mueres. Comer no nos da vergüenza y es un placer; tú y yo sabemos que cuando se va al baño con ganas también es un placer Pues disfrutemos de la vida con naturalidad.

Recomendaciones: no leas en el retrete ni te lleves el móvil; ve cuando te entren ganas independientemente de donde estés en ese momento.

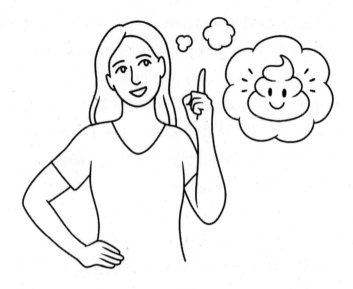

Haz caca, y cuando veas que no sale nada más, significará que ya has acabado. Pasar demasiado tiempo sentada en el retrete daña tu suelo pélvico.

En nuestro programa de acompañamiento, entendemos que la debilidad del suelo pélvico y el estreñimiento están estrechamente relacionados y pueden influirse mutuamente. Aquí te describo esa relación desde nuestra perspectiva:

- Interacción muscular: el suelo pélvico desempeña un papel crucial en el control de la función intestinal, incluyendo la regulación del proceso de hacer caca. Cuando los músculos del suelo pélvico están debilitados, su capacidad para brindar un soporte adecuado y coordinar los movimientos intestinales puede verse comprometida. Esto puede dificultar la evacuación de las heces y contribuir al estreñimiento.

- Falta de tono muscular: la debilidad del suelo pélvico puede resultar en una falta de tono muscular en los músculos involucrados en la función intestinal. La falta de tono puede generar una disminución en la eficiencia de los movimientos peristálticos y dificultar el paso de las heces a través del intestino. Como resultado, el estreñimiento puede desarrollarse o empeorar.

- Dificultad para realizar la contracción adecuada: los músculos del suelo pélvico son responsables de realizar una contracción adecuada durante la evacuación intestinal. Si estos músculos están debilitados, puede haber dificultad para realizar una contracción eficaz y coordinada, lo que puede afectar negativamente a la capacidad para evacuar las heces de manera adecuada.

- Impacto en la postura y la alineación: la debilidad del suelo pélvico puede estar asociada con una mala postura y una falta de alineación adecuada del cuerpo. Una postura inadecuada puede afectar a la función intestinal y contribuir al estreñimiento. Además, la falta de alineación puede generar una presión adicional en el abdomen y los órganos pélvicos, dificultando aún más la evacuación de las heces.

En nuestro programa de acompañamiento, trabajamos para fortalecer los músculos del suelo pélvico y mejorar su función, al mismo tiempo que abordamos el estreñimiento de manera integral. A través de ejercicios específicos, técnicas de respiración, cambios en los hábitos de evacuación y pautas nutricionales, buscamos fortalecer la musculatura del suelo pélvico, mejorar la coordinación muscular y promover una función intestinal saludable.

Lo primero que te recomendamos es buscar la guía de un profesional de la salud especializado en digestivo o proctología para recibir una evaluación adecuada y un plan de tratamiento personalizado, y luego ya empezar a tonificar tu suelo pélvico.

Cómo hacer pis

A la hora de hacer pis tampoco se debe empujar, hay que dejar que este salga y centrarse en la respiración. Además, si lo haces de pie, mejor, pues es antinatural sentarse a hacer pis o caca en el retrete, lo natural sería hacerlo en cuclillas. Pero, bueno, si no tienes muchos problemas de suelo pélvico y ya estás tonificando esa musculatura, puedes hacerlo sentada, que no me gustan los extremismos.

Hay mujeres que, al levantarse después de hacer pis y después de haberse secado, les sale alguna gota. Ya te contaré por qué sucede eso, pero te adelanto que, aparte de con la debilidad del suelo pélvico, tiene que ver con la recolocación de la vejiga o la uretra.

Hay otras mujeres que van más de diez veces al baño. En estos casos hay que reeducar también el hacer pis y analizar cuántas de esas veces son por las necesidades naturales de vaciado o porque psicológicamente hay un condicionamiento. Más motivos para dejar de empujar, por la cantidad de veces que estarías forzando tu suelo pélvico.

Advertencia: por favor, no hagas ese ejercicio que antes se recomendaba, pero que todavía sigo oyendo que se hace, el de cortar el pis mientras lo estás haciendo. Prohibido.

No cortes el pis y luego sigas porque el cerebro entiende que tú has terminado de hacer pis y lo corta, y por eso luego te cuesta volver a dejarlo salir. Además, ahí se pueden quedar residuos porque se hace interferencia con la función normal de la micción. Al contraer conscientemente los músculos del suelo pélvico mientras se está orinando, se interrumpe el proceso de micción normal. Esto puede dificultar el vaciado completo de la vejiga y alterar la coordinación adecuada entre los músculos del suelo pélvico y el sistema de vaciado de la vejiga. Además, puede generar confusión en la señal de necesidad de orinar y afectar negativamente a los hábitos de micción saludables. Por otro lado, la contracción voluntaria de los músculos del suelo pélvico durante la micción puede generar una retención urinaria parcial. Esto significa que no se vacía completamente la vejiga, lo cual puede aumentar el riesgo de infecciones del tracto urinario y otros problemas relacionados con la vejiga.

Cómo estornudar y toser sin dañar tu suelo pélvico

Para prevenir el daño al suelo pélvico al estornudar, se recomienda realizar una contracción de los músculos del suelo pélvico justo antes y durante el estornudo. Esto se conoce como la técnica de contracción rápida o maniobra de Knack. A continuación, presento algunos pasos que se pueden seguir:

- Reconoce el estornudo inminente: si sientes la necesidad de estornudar, prepárate para la contracción rápida.
- Prepara tu postura: párate o siéntate con la espalda recta y los pies firmemente apoyados en el suelo.
- Contrae los músculos del suelo pélvico: imagina que estás deteniendo el flujo de orina o conteniendo un gas. Aprieta y levanta los músculos del suelo pélvico rápidamente, como si quisieras levantarlos hacia el ombligo.
- Mantén la contracción durante el estornudo: a medida que sientas que el estornudo está a punto de ocurrir, mantén la contracción de los músculos del suelo pélvico. Esto ayudará a estabilizar la presión dentro de la pelvis y a proteger los órganos pélvicos.
- Relaja los músculos después del estornudo: una vez que hayas estornudado, relaja los músculos del suelo pélvico y vuelve a tu posición neutral.
- Recuerda que es importante practicar esta técnica regularmente para fortalecer los músculos del suelo

pélvico y mejorar su capacidad de respuesta. Si no haces los ejercicios que te explicaré más adelante, solo conseguirás que no se te debilite más, pero no serás capaz de evitar los escapes.

También es importante tomar medidas para proteger el suelo pélvico al toser. Aquí tienes algunos consejos para evitar dañar los músculos del suelo pélvico durante una tos:

- Prepárate para la tos: cuando sientas que viene, asegúrate de estar en una posición estable y cómoda. Párate o siéntate con la espalda recta y los pies apoyados en el suelo.
- Contrae los músculos del suelo pélvico: antes de toser, realiza una contracción rápida de los músculos del suelo pélvico. Imagina que estás deteniendo el flujo de orina o conteniendo un gas. Aprieta y levanta los músculos del suelo pélvico hacia el ombligo.
- Tose con control: a medida que tosas, intenta hacerlo con un ritmo lento y controlado en lugar de con una tos brusca y fuerte. Esto puede ayudar a reducir la presión sobre el suelo pélvico.

- Apoya el abdomen: puedes colocar las manos suavemente sobre tu abdomen para proporcionar un soporte adicional mientras toses. Esto puede contribuir a reducir la presión ejercida sobre el suelo pélvico.
- Relaja los músculos después de toser: después de toser, relaja los músculos del suelo pélvico y regresa a una posición neutral. Tomarse un momento para respirar profundamente y relajarse puede ser beneficioso.

Cuando vayas a estornudar o toser, hazlo mirando hacia el cielo o el techo. De esta manera no flexionarás el tronco ni presionarás la vejiga, evitando que se te salga el pis si tienes débil la musculatura.

Recuerda que cada persona es diferente, por lo que es importante adaptar estas recomendaciones a tus necesidades individuales.

RESUMEN

Para tomar conciencia de tu suelo pélvico:

- Visualiza el suelo pélvico: cierra los ojos cada vez que vayas a ir al baño.

- Visualiza tu suelo pélvico siempre que vayas a toser, estornudar o reírte.

- Visualiza y toma conciencia del suelo pélvico cuando estés relajada. Esto es imprescindible para empezar con los ejercicios de tonificación.

- No empujes al hacer caca (y utiliza un cajón).

- No empujes al hacer pis.

- Estornuda y tose sin flexionar el tronco, y activa previamente el suelo pélvico.

Clave 2

LA MUSCULATURA VOLUNTARIA

> Se puede motivar con el miedo, se puede
> motivar con la recompensa. Pero esos dos
> métodos son solo temporales. La única
> cosa duradera es la automotivación.
>
> HOMER RICE

Enhorabuena por seguir adelante con el libro, muchas no llegan al segundo capítulo, de hecho, muchas tampoco llegarán al último y lo dejarán a medias. Es una pena si a ti te sucede eso.

Espero que seas de las que llegan hasta el final, de las que leen y aplican a la misma vez. Porque, bueno, hay gente que espera que esto sea una varita mágica, como dije al principio, pero no es así.

Esto conlleva que primero tomemos conciencia, nos formemos y después practiquemos. En breve empezarás con las primeras dinámicas específicas para el suelo pélvico.

Antes quiero explicar ciertos conceptos para poder aplicar bien la dinámica y que también te conciencies de que la incontinencia no es normal y que, además, tenerla no es culpa tuya: no tienes que sentir vergüenza, que es la palabra que más se repite.

Tampoco tienes que sentirte sucia o insegura, y si lo haces, ya te digo que te despidas de esas sensaciones, porque la solución la tienes aquí y ahora entre tus manos, así que no te rindas y sigue leyendo hasta el final. Todas estas sensaciones las conozco porque las mujeres que me he ido encontrando en cada curso me lo han ido diciendo, y siempre repetían las mismas cosas.

Yo empecé en asociaciones de vecinos a dar charlas. Llámame loca y lo que tú quieras, pero comencé concienciando a las mujeres de los barrios de mi municipio, hasta acabar en el pleno del ayuntamiento de mi ciudad, pues quería concienciar también a los políticos, incluida la alcaldesa de por aquel entonces, doña Carmen Hernández

Jorge. Quería que ellos, a su vez, concienciaran a la ciudadanía de la importancia de tonificar el suelo pélvico y del verdadero empoderamiento: aquel que te permite no depender de ningún baño o compresa y que puedas hacer una vida normal, practicar deporte con libertad o simplemente vivir tranquila.

En estas asociaciones de vecinos las mujeres me pedían ayuda, y empecé a organizar grupos reducidos para ayudarlas a acabar con la incontinencia. Luego, comencé a dar clases, en grupos más grandes y de diferentes edades. Mi alumna más veterana, Juani, con ochenta y cuatro años por aquella época, empezó conmigo a tonificar su suelo pélvico y luego acabó participando en programas de sexualidad. Ella es el claro ejemplo de una mente en modo paracaídas. Siempre me gusta nombrarla porque para mí ha sido una maestra, y por eso le dedico estas palabras. Más tarde trabajé con hombres. Ellos también tienen suelo pélvico; es un poco diferente en anatomía, pues no tienen los orificios que tenemos nosotras de la vagina y, además, tienen el pene, que conforma parte de su suelo pélvico.

Normalmente los hombres suelen llegar mucho más tarde a la incontinencia porque su uretra es mucho más larga y suelen mantener más el tono muscular. Aun así, desde Mente y Suelo Pélvico también trabajamos con hombres, para prevenir prostatitis, disfunciones en la erección, etc.

Quiero que te convenzas de que la incontinencia no es normal ni natural. Es más, te voy a pedir algo: me gustaría que pusieras en el grupo de Telegram si alguna vez te has sentido culpable, o si alguna vez has sentido vergüenza, o si tú verdaderamente crees que es normal tener incontinencia. Me gustaría que lo comentaras. Porque así vas a ayudar a otras mujeres a darse cuenta de que esto no es normal.

Tu aportación contribuirá a que más mujeres se abran. En otros momentos lo hicieron otras, por eso te invito a que interacciones en el grupo y a que compartas también tu experiencia. Voy a repetir muchas veces que no eres culpable de nada y que no tienes por qué tener vergüenza ni sentirte sucia.

María: «Cuando regañaba a mi pequeña, le levanté bien la voz, y luego me di cuenta de que no me pasó nada allí abajo, totalmente seca, me quedé sorprendida. Se van viendo los frutos poco a poco».

Lupe: «He dado diez saltos y ni una gota».

Rosa: «Estoy que no me lo creo, llevo tres noches durmiendo de seis a siete horas seguidas».

Teresa: «Yo si echo cuentas, llevo cinco días sin pérdidas, chicas, estoy supercontenta».

Lidia: «Sigo sin levantarme por las noches, ha habido estornudos y no he tenido pérdidas, y ayer tuve que bajar una escalera a toda prisa y nada, o sea, ni una gota. Estoy muy contenta, la verdad, gracias al grupo, y a Raquel y a su equipo. Para mí es un éxito total».

Toñi: «Ayer salí a andar dos horas en tramos de media hora y una hora y no tuve ninguna pérdida, estoy supercontenta».

Juana María: «Y bueno, he de decir que cada vez tengo menos escapes. He corrido unas cuantas veces para coger el metro y el bus sin problemas. Por las noches no me pongo compresa y en casa me la quito también, y cuando la llevo la mayoría de las veces está seca».

Carmen: «Enhorabuena a todas por todos vuestros logros. Yo llevo dos días sin unas gota».

Rosa María: «Durante esta semana y la pasada no me he

levantado a medianoche cuatro noches seguidas. Seguiremos con la rutina, que seguro que conseguiremos».

Inma: «Deciros que hoy no he parado de hacer cosas en casa, porque los siguientes días no voy a poder, y no he tenido ningún escape. He subido y bajado la escalera, me he puesto en cuclillas, y sin gotitas».

Conchi: «Hoy he ido a la compra, y cero escapes. Eso sí, antes de coger la bolsa, hice mi Kegel. Después me cogió la lluvia sin paraguas y tuve que echar una carrerita (con la compra) y ni una gota. Qué gran satisfacción sentirse libre, sin miedo, sin compresa».

Puedes ver muchos más testimonios en nuestro canal de YouTube Mente y Suelo Pélvico. Está lleno de entrevistas de mujeres a las que ya no se les escapa ni una gota, y de otras a las que no se les escapan ni los gases ni las cacas.

Por qué la incontinencia es un tema tabú

Desde las instituciones no nos enseñan ni nos hablan sobre este tema, no nos concientizan. En los colegios, por ejemplo, nos hablan de reproducción sexual, pero no de lo importante que es el suelo pélvico para nuestra vida sexual, deportiva y diaria.

Por otro lado, nos preparan superbién durante el embarazo y para antes del parto, pero luego damos a luz y nos quedamos en tierra de nadie; se entra como en un estado de abandono. Aprendemos de nuestras madres y luego reforzamos lo aprendido con nuestras amigas. Aunque ya sabemos que de sexo no se habla y, cuando sale en la conversación, es solo por el miedo a quedarte embarazada o a las infecciones. La incontinencia urinaria se normaliza y ya está. Incluso he oído decir que se da «por ser mujer».

Una compañera me dijo una vez: «Oye, Raquel, ahora que te sigo por Instagram (@menteysuelopélvico) y que veo toda la concienciación que estás haciendo, he visto que mi tía se pone una compresa, pero no es por la regla, es porque tiene incontinencia. Mi tía tiene setenta años». Estas palabras me hicieron llegar a la conclusión de que tenía asumido de forma subliminal que es normal que las mujeres mayores usen compresa.

En parte, es porque tomamos la compresa desde niñas, cuando nos viene la regla y tenemos asimilado mujer = compresa. Pero no nos planteamos si es normal llevar compresa todos los días. Y no lo es: tus genitales, aunque no tengas incontinencia, tienen que transpirar. Por eso, si estás en casa te planteo un ejercicio que recomiendo siempre: quitarte las bragas y que andes por casa sin bragas. Vergüenza ninguna, recuerda que estás en tu casa, y si tienes incontinencia, es una manera de trabajar la musculatura y que tu mente esté atenta, que se desprenda de la contención de la compresa y, sobre todo, que transpire esa zona; así evitarás infecciones y demás. Y es que las mujeres tenemos tantas cosas que damos por hecho que no reflexionamos y debatimos sobre si debería de ser así o no

Por ejemplo, quiero que pienses sobre lo siguiente. Las mujeres decimos: «Me meo de la risa», mientras que los hombres dicen: «Me parto de la risa», «me parto el culo de risa», «me desternillo de risa». Pocas veces en mi vida he oído decir a un hombre «me meo de la risa», creo que dos veces y estoy exagerando. Te preguntarás por qué pongo atención a esto, pero somos seres lingüísticos, así que empieza a hablarte de otra manera.

Ahora quiero que vayas a una de mis redes sociales y que lo pongas ahí, que escribas que tú eras de las que decían: «Me meo de la risa», y que, a partir de hoy, te comprometes a cambiarlo; empezarás a decir: «Me parto de la risa». Así te unes a la tribu de mujeres que estamos tirando abajo este tabú y despertando conciencias.

Te preguntarás para qué sirve esto. Pues para empezar a concienciarnos de que por ser mujer no tenemos por qué tener incontinencia. Parece un ejercicio de bobería, pero según cómo le hables a la mente así te vas a volcar en generar cambios.

Yo me imagino un mundo sin incontinencia, lo tengo claro y voy a por ello. Quiero que las mujeres prevengan o acaben con la incontinencia en gimnasios online y físicos. Un gimnasio donde la gente vaya a entrenar su suelo pélvico, aparte de a ponerse «figurines». Porque ¿de qué vale querer tener un cuerpo que no es el nuestro machacándose en el gimnasio y tener que llevar una compresa?

Pues yo visualizo un gimnasio donde la gente habla del suelo pélvico con naturalidad. Que se trabaja el cuerpo para estar saludable y no para conseguir lo que nos determinan las marcas publicitarias o las modas y, sobre todo, entrenar con ejercicios «cero impacto» para el suelo pélvico.

Me imagino un mundo donde la mujer se pueda reír a carcajadas y que esté totalmente liberada de la compresa y sin miedo. Además, viviríamos en un entorno más ecológico porque no habría compresas, ni pañales, salvaslips, etc., en un mundo libre de contaminación y con mujeres que se sientan totalmente libres.

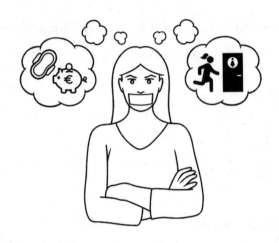

Suelo pélvico débil y tonificado

Quiero hablarte de la debilidad del suelo pélvico. Para ello, observa el siguiente dibujo. Fíjate cómo la vejiga está ahí, en una posición competente, y el útero también, colocado donde debe estar para tener una correcta funcionalidad. También observa que la posición del recto anal presenta una forma de tobogán para que las heces salgan por sí solas y no haga falta hacer fuerza como te dije en el capítulo anterior.

Ahora céntrate en el otro dibujo y fíjate cómo está la vejiga, caída hacia el canal vaginal. Observa también que el útero se halla en retroversión, llamado así porque está caído hacia atrás. También quiero que mires cómo se encuentra el recto anal, acostado en el glúteo, porque el suelo pélvico está totalmente debilitado.

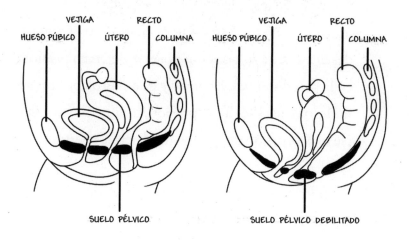

Un suelo pélvico débil en una mujer presenta diversas consecuencias que pueden afectar a su calidad de vida y bienestar en general. A continuación, se describen algunos de los posibles efectos de un suelo pélvico débil:

- Incontinencia urinaria: una de las consecuencias más comunes de un suelo pélvico débil en las mujeres. Esto se refiere a la pérdida involuntaria de orina, ya sea al estornudar, toser, reír, saltar o realizar actividades físicas. Un suelo pélvico débil puede no proporcionar el soporte necesario para el correcto cierre de la uretra, lo que a veces resulta en escapes de orina.

- Prolapso de órganos pélvicos: el debilitamiento de los músculos del suelo pélvico puede provocar un prolapso de los órganos pélvicos, como la vejiga, el útero o el recto. Esto ocurre cuando los órganos descienden de su posición normal y ejercen presión en la pared vaginal. Es posible que el prolapso cause molestias, sensación de presión, dolor pélvico e incluso protrusión de los órganos hacia la abertura vaginal.

- Disfunción sexual: un suelo pélvico débil afecta a la función sexual en las mujeres. La falta de tono y fuerza en los músculos del suelo pélvico puede dificultar la obtención del placer sexual y provocar una disminución de la sensibilidad vaginal. Además, puede causar dolor durante las relaciones sexuales y afectar a la satisfacción sexual en general.

- Dificultades en el parto: durante el embarazo y el parto, un suelo pélvico débil dificulta el proceso de dar a luz y aumenta el riesgo de desgarros perineales. Los músculos del suelo pélvico juegan un papel importante en el soporte del bebé y en el proceso de expulsión durante el parto. Si estos músculos están debilitados, puede ser más difícil para la mujer empujar de manera efectiva y controlar el parto.

- Problemas intestinales: un suelo pélvico débil también está asociado con problemas intestinales, como la incontinencia fecal o el estreñimiento crónico. La falta de tono muscular puede afectar a la función del recto y dificultar el control de las heces, lo que a menudo provoca pérdidas involuntarias de materia fecal o dificultades para evacuar adecuadamente.

- Incontinencia de urgencia: un suelo pélvico débil puede contribuir a la incontinencia de urgencia, también conocida como vejiga hiperactiva. Esto implica una sensación repentina e intensa de necesidad urgente de orinar, seguida de la pérdida involuntaria de pis antes de llegar al baño. Un suelo pélvico débil puede no proporcionar el control muscular necesario para frenar el impulso de orinar, lo que resulta en escapes de orina.

- Vejiga hiperactiva: además de la incontinencia de urgencia, un suelo pélvico débil también contribuye al desarrollo de una vejiga hiperactiva en general. Esto implica una vejiga que se contrae de manera involuntaria y excesiva, lo que resulta en una necesidad frecuente de orinar, incluso en pequeñas cantidades. La debilidad del suelo pélvico puede afectar a la capacidad de la vejiga para almacenar orina y controlar adecuadamente el proceso de micción.

- Incontinencia de gases: la debilidad del suelo pélvico también contribuye a la incontinencia de gases. Esto se refiere a la pérdida involuntaria de gases intestinales, que puede ocurrir durante actividades cotidianas como caminar, levantar objetos o reír. Un suelo pélvico débil puede no proporcionar el soporte y el control muscular adecuados para evitar las fugas de gases.

- Incontinencia fecal: en casos más graves de debilidad del suelo pélvico, puede ocurrir incontinencia fecal, que implica la pérdida involuntaria de materia fecal. Esto genera desde fugas ocasionales de heces hasta una incapacidad total para controlar los movimientos intestinales. La debilidad del suelo pélvico afecta también a la función del recto y el esfínter anal, lo que puede provocar dificultades para retener las heces y una mayor propensión a la incontinencia fecal.

Cada mujer puede experimentar diferentes consecuencias en función de la fortaleza y la salud de su suelo pélvico. Sin embargo, todas estas consecuencias pueden tener un impacto significativo en la calidad de vida, la salud emocional y la confianza de una mujer. Es fundamental abordar y tratar el suelo pélvico débil a través de un método integral que abarque la parte psicológica y mental, como el equipo de profesionales que tenemos en Mente y Suelo Pélvico, compuesto por fisioterapeutas especializados en suelo pélvico: urólogo, ginecóloga, psicóloga y nutricionista.

Tipos de incontinencia

Incontinencia urinaria de esfuerzo

La incontinencia de esfuerzo es un tipo común de incontinencia urinaria que se caracteriza por la pérdida involuntaria de orina durante actividades físicas o movimientos que ejercen presión sobre la vejiga, como estornudar, toser, reír, levantar objetos pesados o hacer ejercicio. Este tipo de incontinencia se produce cuando los músculos y tejidos que rodean la uretra y el suelo pélvico no pueden mantener la presión suficiente para cerrar la uretra y evitar la fuga de orina.

En una situación de incontinencia de esfuerzo, los músculos del suelo pélvico, que son responsables de sostener y controlar la vejiga y la uretra, pueden estar debilitados o dañados. Esto es el resultado de diversos factores, como el embarazo y el parto, la edad, la menopausia, la obesidad, la cirugía pélvica previa o el debilitamiento natural debido al envejecimiento.

Cuando los músculos del suelo pélvico son débiles, no resisten la presión adicional generada por los esfuerzos físicos y son incapaces de mantener la uretra cerrada. Esto puede provocar fugas de orina, que pueden ser leves, moderadas o graves, dependiendo de la fuerza de los músculos del suelo pélvico y la cantidad de presión ejercida sobre la vejiga.

La incontinencia de esfuerzo tiene un impacto significativo en la calidad de vida de una persona, ya que puede generar vergüenza, limitaciones en la actividad física, restricciones en las relaciones sociales y emocionales, y una disminución de la autoestima. Sin embargo, es importante destacar que la incontinencia de esfuerzo es un problema tratable y existen diversos enfoques terapéuticos disponibles.

El tratamiento para la incontinencia de esfuerzo puede incluir ejercicios de fortalecimiento del suelo pélvico de manera integral. Los especialistas de la salud suelen facilitar otros remedios (no soluciones), como los pesarios y técnicas de *biofeedback* para ayudar a mejorar la función muscular, pero cuando dejes de hacerlos esa musculatura volverá a debilitarse. En casos más severos, se pueden considerar intervenciones quirúrgicas para corregir el problema, pero igualmente serían un remedio y no una solución.

Quiero enseñarte ahora cómo tiene lugar la incontinencia de esfuerzo. Para ello, observa el dibujo en el que hay dos vejigas urinarias. Una de ellas está bien colocada porque, si te fijas, la musculatura del suelo pélvico está cerrando lo que es la uretra, que es el conducto por donde sale el pis.

Así, cuando hacemos un esfuerzo, por ejemplo, toser, las vísceras empujan hacia abajo con fuerza y, si la musculatura del suelo pélvico está fuerte, no se producen escapes de orina. Esa musculatura tiene que cerrar la uretra ante cualquier esfuerzo que reciba, ya sea al reír, correr, saltar o coger peso.

Pero si, por el contrario, como sucede en el otro dibujo, la musculatura está débil, al hacer el mismo esfuerzo y ejercer esa presión hacia abajo, entonces el pis sí se saldrá.

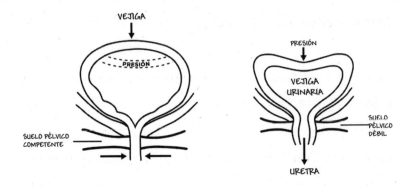

Es decir, al estornudar, si tu faja abdominal no es competente y la musculatura del suelo pélvico está debilitada, esta no será capaz de cerrar el esfínter de la uretra y no podrá impedir que se salga la orina.

Por este motivo se produce la incontinencia, no porque tengas un problema en la vejiga como creen muchas mujeres.

Accede ahora al vídeo donde te explico la incontinencia de esfuerzo:

Incontinencia de urgencia

La incontinencia de urgencia es un tipo de incontinencia urinaria que se caracteriza por una repentina y fuerte necesidad de orinar que es difícil de controlar. La persona experimenta una sensación de urgencia repentina e intensa de vaciar la vejiga, y es posible que no logre contener la orina antes de llegar al baño. Por tanto, la incontinencia de urgencia puede resultar en la pérdida involuntaria de orina.

Esta incontinencia se produce debido a una hiperactividad del músculo detrusor de la vejiga, que es responsable de contraerse para expulsar la orina. En las personas con incontinencia de urgencia, el músculo detrusor se contrae de manera inapropiada o demasiado fuerte, lo que desencadena la necesidad urgente de orinar.

La dependencia emocional de tener un baño cerca es una consecuencia común de la incontinencia de urgencia. Las personas que la padecen a menudo se sienten ansiosas y preocupadas por la posibilidad de no encontrar un baño a tiempo cuando sienten la necesidad urgente de orinar. Esta ansiedad genera una dependencia emocional de tener un baño cerca en todo momento, lo que puede limitar su participación en actividades sociales, viajes o cualquier situación en la que no haya acceso inmediato a un baño.

Así, hay mujeres que no van a sitios nuevos porque no tienen controlados los baños. Yo misma he tenido alumnas que siempre acuden al mismo centro comercial porque saben dónde están los aseos.

Esta dependencia emocional puede tener un impacto significativo en la calidad de vida y el bienestar psicológico de la persona. Puede generar estrés, ansiedad y una sensación de estar constantemente preocupada por la incontinencia, por si no llega a tiempo al baño y se le escapa algo. Además, puede llevar a la evitación de actividades sociales o situaciones que puedan causar estrés debido a la falta de acceso a un baño cercano.

Si tu suelo pélvico está débil y en algún momento has tenido algún escape de pis, porque has ido corriendo y no llegaste a tiempo al baño, puede que a partir de ahí tu mente se ponga siempre en «modo alerta» cada vez que no tengas un baño cerca.

Es importante abordar tanto los aspectos físicos como los psicoemocionales de la incontinencia de urgencia. El tratamiento puede incluir técnicas o dinámicas como los pensamientos disruptivos, quitar los «por si acaso», junto con ejercicios de fortalecimiento del suelo pélvico para mejorar el control muscular de la vejiga. Trabajando la parte psicológica se abordará la ansiedad y la dependencia emocional relacionada con la incontinencia de urgencia para recuperar la confianza y calidad de vida.

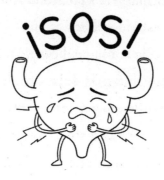

Incontinencia urinaria mixta

La incontinencia urinaria mixta implica una combinación de incontinencia de esfuerzo y de urgencia. Se caracteriza por la pérdida involuntaria de orina que ocurre tanto durante actividades físicas o movimientos que ejercen presión sobre la vejiga —como estornudar, toser o levantar objetos pesados (incontinencia de esfuerzo)— como también en situaciones en las que se experimenta una repentina y fuerte necesidad de orinar que es difícil de controlar (incontinencia de urgencia).

En la incontinencia urinaria mixta, los músculos y tejidos que rodean la uretra y el suelo pélvico pueden estar debilitados o dañados, lo que resulta en una falta de soporte adecuado para la vejiga y una disfunción de la función de control urinario. La combinación de debilidad en los músculos del suelo pélvico y una hiperactividad del músculo detrusor de la vejiga puede dar lugar a la presentación mixta de los síntomas de incontinencia.

Las personas que sufren este tipo de incontinencia pueden experimentar fugas de orina durante actividades que ejercen presión sobre la vejiga, como estornudar, toser, reír, levantar objetos pesados o hacer ejercicio. Además, también pueden tener una sensación repentina y urgente de necesidad de orinar, que puede ser difícil de controlar y llevar a la pérdida involuntaria de pis.

La incontinencia urinaria mixta, como las otras clases que hemos visto, tiene un impacto significativo en la calidad de vida y el bienestar emocional de una mujer. Puede generar ansiedad, vergüenza y limitaciones en la actividad física y social.

Cada caso de incontinencia urinaria mixta es único, por lo que es importante trabajar en estrecha colaboración con un equipo de profesionales de la salud especializado para desarrollar un plan de tratamiento integral.

Vejiga hiperactiva

La vejiga hiperactiva se caracteriza por la presencia de síntomas molestos y repentinos, como la urgencia urinaria (una fuerte necesidad de orinar que es difícil de contener), la frecuencia urinaria aumentada (orinar con más frecuencia de lo habitual) y, en algunos casos, la incontinencia urinaria de urgencia (la pérdida involuntaria de orina antes de llegar al baño). También hay mujeres que tienen los escapes al meter la llave en la puerta de casa solo por pensar que tienen muchas ganas.

A nivel físico, las mujeres con vejiga hiperactiva pueden experimentar los siguientes síntomas en un día normal:

- Urgencia urinaria: notan una repentina y fuerte necesidad de orinar que puede ser difícil de contener. Esta urgencia puede aparecer de forma inesperada y está desencadenada por diversos factores, como el sonido del agua corriente o la sensación de frío.

- Frecuencia urinaria aumentada: se tiene la necesidad de orinar con mayor frecuencia de lo habitual, incluso durante la noche (nicturia). Esto puede resultar en interrupciones frecuentes de las actividades diarias debido a la necesidad de buscar un baño con mayor regularidad.

- Incontinencia urinaria de urgencia: en algunos casos, se experimenta la pérdida involuntaria de orina antes de llegar al baño cuando sienten la urgencia urinaria. Esto puede generar vergüenza y ansiedad, limitar su participación en actividades sociales y afectar a su calidad de vida.

A nivel emocional, la vejiga hiperactiva puede tener un impacto significativo en el bienestar emocional y la calidad de vida de las mujeres. Algunas de las emociones que pueden experimentar incluyen:

- Frustración: la presencia constante de los síntomas de la vejiga hiperactiva es frustrante, ya que afecta a la capacidad de llevar una vida normal sin interrupciones frecuentes para ir al baño.
- Vergüenza y ansiedad: la posibilidad de tener escapes de orina o la necesidad frecuente de buscar un baño puede generar vergüenza y ansiedad en las mujeres, preocupándose constantemente por la posibilidad de tener un accidente y sentirse incómodas en situaciones sociales o públicas.

- Limitación de actividades: la necesidad de estar cerca de un baño en todo momento limita la participación en actividades sociales, deportivas o de ocio, lo que puede generar sentimientos de aislamiento y privación, afectando a la calidad de vida general.

Es importante destacar que estos síntomas y emociones pueden variar en intensidad y frecuencia de una mujer a otra.

No pienses que es tu vejiga la que te está haciendo pasar por ahí. En realidad es el detrusor, el músculo principal de la vejiga, que se encarga de contraerse y relajarse para permitir el llenado y el vaciado adecuados de la vejiga. En el caso de la vejiga hiperactiva, el detrusor desempeña un papel importante en el desarrollo y los síntomas de la condición.

En circunstancias normales, el detrusor se contrae de manera controlada cuando la vejiga está llena, lo que da lugar a una sensación de urgencia y a la necesidad de orinar. Sin embargo, en la vejiga hiperactiva, el detrusor puede tener contracciones involuntarias e incontrolables, y provocar una sensación intensa de urgencia urinaria, pudiendo llevar a la incontinencia urinaria de urgencia. Hemos visto a lo largo de estos años de trabajo cómo el estrés, la ansiedad y otras cargas psicológicas influyen directamente en la vejiga hiperactiva y empeoran sus síntomas. El sistema urinario y el sistema nervioso están interconectados, y el estrés y la ansiedad pueden afectar al funcionamiento de la vejiga y su capacidad para retener la orina.

Cuando una persona experimenta estrés o ansiedad, el cuerpo produce hormonas del estrés, como el cortisol, que pueden desencadenar una respuesta de «lucha» o «huida» en el sistema nervioso. Esto perturbará la función de los músculos del suelo pélvico y la vejiga, provocando una mayor sensibilidad y contracciones involuntarias de la vejiga, lo que lleva a la urgencia urinaria y a la frecuencia aumentada.

Además, el estrés y la ansiedad pueden aumentar la tensión muscular en general, incluyendo los músculos del suelo pélvico. Esta tensión muscular crónica dificultaría la relajación adecuada de los músculos del suelo pélvico, afectando negativamente a la capacidad de controlar la vejiga y contribuyendo a la incontinencia urinaria de urgencia.

Por otro lado, las cargas psicológicas como la depresión, el trauma o las preocupaciones emocionales también pueden tener un impacto en la vejiga hiperactiva. Es posible que estos problemas psicológicos influyan en la percepción del dolor, la respuesta al estrés y la capacidad para manejar los síntomas de la vejiga hiperactiva de manera efectiva. Es importante destacar de nuevo que cada persona es única y puede tener diferentes factores desencadenantes y contribuyentes a la vejiga hiperactiva. Por lo tanto, siempre recomendamos buscar la orientación de un equipo de profesionales de la salud que incluya especialistas en urología, ginecología y psicología y fisioterapia, como es nuestro caso, para obtener una evaluación integral y un plan de tratamiento adecuado.

HISTORIA DE ANA

Una de nuestras alumnas, Ana, padeció durante más de quince años vejiga hiperactiva. La urgencia urinaria constante, la frecuencia aumentada y los episodios de incontinencia de urgencia habían afectado enormemente a su calidad de vida, limitando sus salidas sola o en familia e impidiéndole dormir de un tirón, lo que hizo mella en sus emociones.

Ana se sentía frustrada y limitada por su condición, pero un día descubrió en internet un método que trabajaba de otra manera la musculatura del suelo pélvico. Decidió inscribirse con la esperanza de encontrar alivio y recuperar su libertad. Ese programa no era otro que el de Mente y Suelo Pélvico.

A medida que avanzaba en el programa, Ana comenzó a recibir apoyo de expertos en suelo pélvico y en el área mental para entrenar sus hábitos de ir al baño y controlar cuando no tenía uno cerca. Aprendió ejercicios específicos para fortalecer su suelo pélvico y técnicas de relajación que le ayudaron a reducir la ansiedad y la tensión en su área pélvica.

Poco a poco, Ana notó mejoras en sus síntomas. La urgencia urinaria disminuyó, la frecuencia se estabilizó y los episodios de incontinencia de urgencia se volvieron menos frecuentes. Estos cambios le dieron una nueva sensación de libertad y confianza en sí misma.

Con el tiempo, Ana experimentó una transformación personal profunda. Se dio cuenta de que su lucha contra la vejiga hiperactiva había sido un desafío, pero también un viaje de autodescubrimiento y crecimiento personal. Comenzó a valorar su cuerpo y a cuidarlo de una manera nueva y amorosa.

Su humor cambió por completo porque ya podía hacer vida en el exterior sin depender de un baño y, además, podía dormir toda la noche de un tirón. Su familia la aplaudía no solo por lograr controlar su vejiga, también porque estaba más feliz y siempre tenía ganas de salir.

Se convirtió en un ejemplo inspirador para su familia y amigos. Su resiliencia y constancia fueron un recordatorio de que no importa cuán desafiante sea una situación, siempre hay esperanza y posibilidad de mejora.

Ana continuó disfrutando de una vida plena y activa, libre de las limitaciones que antes le imponía la vejiga hiperactiva. Cada día, se sentía agradecida por haber encontrado el método de acompañamiento de Mente y Suelo Pélvico, ya que le había brindado las herramientas y el apoyo necesarios para superar los obstáculos que enfrentaba.

La historia de Ana es un testimonio de fortaleza y perseverancia que nos recuerda que podemos afrontar cualquier desafío y encontrar nuestro propio camino hacia la superación. Su historia nos inspira a buscar soluciones, a creer en nosotros mismos y a no permitir que las circunstancias nos definan.

Incontinencia por rebosamiento

La incontinencia de rebosamiento es un tipo de incontinencia urinaria que ocurre cuando la vejiga no se vacía completamente y se produce una pérdida continua de pis. En lugar de sentir una sensación normal de necesidad de orinar, la persona puede experimentar una sensación de plenitud o distensión en la parte baja del abdomen, incluso después de haber miccionado recientemente.

La incontinencia de rebosamiento puede ocurrir cuando hay una obstrucción parcial del flujo de orina, como en el caso de un agrandamiento de la próstata en los hombres, o cuando los músculos de la vejiga están debilitados y no pueden contraerse de manera efectiva para vaciar la vejiga por completo. También está asociada con trastornos neurológicos que afectan a los nervios que controlan la función de la vejiga, como la lesión de la médula espinal o la neuropatía diabética.

Los síntomas de la incontinencia de rebosamiento pueden incluir una micción lenta y débil, una sensación de no haber vaciado completamente la vejiga después de orinar, goteo constante de pis, incluso simplemente al caminar, necesidad frecuente de orinar en pequeñas cantidades y una sensación de plenitud o distensión en el abdomen.

Es importante abordar la incontinencia de rebosamiento y buscar la ayuda de un profesional de la salud, como un urólogo. El tratamiento puede variar según la causa subyacente y puede incluir terapia de medicamentos para ayudar a vaciar la vejiga, técnicas de cateterismo intermitente para vaciar la vejiga regularmente, o cirugía para eliminar una obstrucción o reparar los músculos de la vejiga.

Si experimentas síntomas de incontinencia de rebosamiento, te recomiendo que consultes con un profesional especializado en suelo pélvico. Cada caso es único, tenemos alumnas que han mejorado e incluso acabado con este tipo de incontinencia sin tomar medicación solo con ejercicios específicos.

Incontinencia fecal

La incontinencia fecal se refiere a la incapacidad de controlar la liberación de las heces de manera voluntaria. Es un problema que puede afectar significativamente a la calidad de vida y el bienestar emocional de las mujeres. Las causas de la incontinencia fecal en mujeres son variadas y pueden incluir:

- Daño o debilitamiento muscular o nervioso: el debilitamiento o daño en los músculos del esfínter anal o en los nervios que controlan la función del recto y el esfínter puede llevar a la incontinencia fecal. Esto ocurre debido a lesiones, cirugías, partos traumáticos, enfermedades neurológicas como un accidente cerebrovascular o enfermedades como la esclerosis múltiple.

- Problemas estructurales: anomalías o malformaciones anatómicas del recto, el esfínter anal o el tracto intestinal pueden dificultar el control de las heces. Esto incluye fisuras anales, fístulas anales, prolapso rectal u otras condiciones estructurales.

- Diarrea crónica: la presencia constante de diarrea contribuye a la incontinencia fecal, ya que la evacuación de heces líquidas o semilíquidas puede ser difícil de controlar.

- Trastornos intestinales: algunas enfermedades y trastornos intestinales, como la enfermedad de Crohn, la colitis ulcerosa o el síndrome del intestino irritable, pueden afectar a la función intestinal y aumentar el riesgo de incontinencia fecal.

Los síntomas de la incontinencia fecal en mujeres incluyen:

- Pérdida involuntaria de heces líquidas o sólidas: las mujeres pueden experimentar la incapacidad de controlar la evacuación de heces, lo que puede resultar en fugas de heces de forma imprevista.
- Urgencia fecal: es posible sentir una urgencia repentina y fuerte de evacuar las heces, lo que dificulta la llegada al baño a tiempo.
- Dificultad para vaciar completamente el recto: algunas mujeres presentan dificultades para vaciar completamente el recto, lo que puede llevar a la acumulación de heces y aumentar el riesgo de fugas.
- Sensación de incomodidad o presión rectal: a veces se experimenta una sensación constante de incomodidad o presión en el recto debido a la acumulación de heces.
- Cambios en los hábitos intestinales: algunas mujeres experimentan este tipo de cambios, como estreñimiento crónico o diarrea, que pueden estar asociados con la incontinencia fecal.

Es importante destacar que cada caso de incontinencia fecal es único y los síntomas varían en intensidad y frecuencia.

La incontinencia fecal puede tener un impacto significativo en el bienestar psicológico de una mujer. Las repercusiones emocionales pueden ser diversas y variar en intensidad según la persona, pero, en general, suele provocar los siguientes efectos psicológicos:

- Vergüenza y culpa: genera sentimientos intensos de vergüenza y culpa. La incapacidad de controlar las evacuaciones de manera voluntaria hace que, a veces, una mujer se sienta avergonzada de sí misma y preocupada por ser juzgada o rechazada por los demás.

- Baja autoestima y falta de confianza: algunas mujeres se sienten menos seguras de sí mismas y tienen miedo de participar en actividades sociales o íntimas por temor a posibles fugas o situaciones embarazosas.

- Aislamiento social: el temor a tener fugas o episodios de incontinencia puede llevar a una mujer a evitar situaciones sociales o alejarse de las interacciones sociales. El miedo a la vergüenza y la incomodidad provoca a menudo el aislamiento social y la limitación de las actividades cotidianas, lo que puede llevar a la soledad y a una disminución de la calidad de vida.

- Ansiedad y depresión: la incontinencia fecal crónica es una carga emocional importante y generar ansiedad y depresión. En ocasiones, la constante preocupación por tener fugas, la incomodidad física y la limitación de la vida diaria contribuyen al desarrollo de problemas de salud mental.

- Estrés y deterioro de la calidad de vida: la incontinencia fecal puede generar un estrés constante debido a la preocupación por las fugas y la necesidad de estar cerca de un baño en todo momento. Esto afecta a la calidad de vida en general, ya que las mujeres suelen sentirse limitadas en sus actividades diarias y en su capacidad para disfrutar plenamente de la vida.

Es importante tener en cuenta que la incontinencia fecal no solo tiene un impacto físico, sino también emocional en la vida de una mujer. El apoyo psicológico y el tratamiento adecuado son fundamentales para abordar estos aspectos emocionales.

Si la incontinencia urinaria es un tema tabú, imagina el silencio que hay detrás de la incontinencia de heces. ¿Por qué de esto no se habla? El ser humano se ha escondido para hacer sus necesidades, y de ahí todo este tabú en la incontinencia de heces.

Nosotras hemos tomado conciencia de ello, y por eso hemos ayudado a tantas mujeres con incontinencia fecal que tenían sus vidas anuladas por completo. Es el caso de una de nuestras alumnas, que llevaba dos años sin poder ir al parque con sus hijos. Nos contaba que sus pequeños siempre le preguntaban por qué no iba al parque con ellos como hacían otras mamás con sus hijos.

HISTORIA DE OLGA

Olga es una alumna que ha compartido su historia en nuestro canal de YouTube, pero por si no quieres dejar de leer para verla ya te adelanto que ella tenía un «kit de caca» que le acompañaba a todos lados.

Había recorrido muchos especialistas y todos le decían lo que ella ya sabía porque era quien lo sufría. No era feliz, estaba atada a ese kit por si tenía pérdidas de heces en medio de cualquier sitio. Literalmente no tenía vida social y, además, se había rendido con los especialistas médicos, ya que no le daban solución y le dejaban caer que tendría que vivir con ello. Pero nos encontró a nosotras. Si quieres saber cómo acaba la historia de Olga, ve a nuestro canal de YouTube Mente y Suelo Pélvico. Luego regresa y sigue leyendo.

Incontinencia de gases

La incontinencia de gases, también conocida como flatulencia o incontinencia anal de gases, se refiere a la incapacidad de controlar la liberación de gases intestinales de manera voluntaria. Es un problema común que puede afectar a hombres y mujeres de todas las edades y tiene causas y síntomas muy parecidos a la fecal.

Las causas de la incontinencia de gases pueden variar e incluir:

- Debilidad de los músculos del esfínter anal: los músculos del esfínter anal son responsables de mantener cerrado el ano y controlar la liberación de gases y heces. Si estos músculos están debilitados, pueden tener dificultades para retener los gases y que tenga lugar una fuga involuntaria.

2. Daño en los nervios del área anal: las lesiones o afecciones que afectan a los nervios del área anal a veces interfieren en la función del esfínter anal y provocan incontinencia de gases. Esto ocurre debido a cirugías, partos traumáticos, enfermedades neurológicas o lesiones en la médula espinal.

3. Diarrea crónica: la presencia constante de diarrea puede aumentar la frecuencia y la intensidad de los gases intestinales, lo que suele dificultar el control de su liberación.

4. Trastornos intestinales: algunas condiciones como el síndrome del intestino irritable, la enfermedad inflamatoria intestinal o la enfermedad celiaca pueden provocar un aumento en la producción de gases intestinales y, en consecuencia, aumentar el riesgo de incontinencia de gases.

Los síntomas de la incontinencia de gases pueden incluir:

1. Pérdida involuntaria de gases: las personas afectadas experimentan la liberación de gases de forma imprevista y sin control voluntario. Esto ocurre durante actividades cotidianas, como caminar, sentarse o realizar esfuerzos físicos.
2. Olor o sonido notables: además de la fuga de gases, las personas pueden notar un olor o sonido distintivo asociado con la liberación de gases, lo que puede generar incomodidad o vergüenza.
3. Impacto en la calidad de vida: la incontinencia de gases afecta a la calidad de vida y al bienestar emocional. Las personas a menudo se sienten avergonzadas, ansiosas o evitan situaciones sociales por temor a las fugas de gases.

Píldora de mentalidad, el condicionamiento psicológico

El condicionamiento en psicología es un tipo de aprendizaje asociativo. Te lo explico rápido y mal, como digo yo, para entenderlo bien.

El autor que demostró esta teoría es Iván Pávlov. Este hizo el estudio con un perro y se dio cuenta de que, cada vez que le ponía la comida, este salivaba. Entonces empezó a tocar una campana cada vez que le ponía la comida. Así, el perro asoció el sonido de la campana con la comida. De este modo, cuando Pávlov tocaba la campana, aunque no fuera la hora de comer y no le pusiera el plato delante, el perro salivaba.

Así pues, ¿qué hace la mente de las mujeres con incontinencia cuando van a salir de casa? Pues hacer pis por si les entran ganas fuera de casa y no hay un baño cerca. De esta forma, aunque hayan pasado solo diez minutos después de haber hecho pis, si van a salir de casa, su mente les avisa de que hay que ir al baño porque ya hay hecha esa asociación: salir de casa igual a baño.

Otro condicionamiento es el de llegar al rellano de casa y sacar la llave para abrir la puerta. Yo lo llamo el síndrome de la llave porque, con tan solo tenerlas en la mano, las ganas de orinar son inmensas, aunque hayas ido hace un momento en casa de tu madre o de una amiga.

La mente está condicionada y asocia meter la llave en la puerta con ir a hacer pis, del mismo modo que cuando te levantas por la mañana o te vas a dormir.

Luego está la vejiga hiperactiva. El músculo que rodea a la vejiga se llama detrusor y es el que se activa para facilitar el vaciado de la vejiga. Pues bien, la hiperactividad se manifiesta cuando la persona va muchas veces al baño independientemente de que su vejiga esté llena o no.

Esto sucede por la hiperactividad del detrusor. Pero mi reflexión siempre es la misma: ¿es el músculo lo que reacciona independientemente o es la mente la que manda la señal de manera equivocada por hacerlo tantas veces seguidas?

Puede que te suene a lío, pero en estos casos yo mando hacer un diario de micciones donde la mujer tiene que apuntar las veces que va a hacer pis, la hora y la cantidad, y si es posible, también dónde estaba y qué estaba pensando o haciendo.

Las conclusiones que se obtienen son transformadoras y llegan a reducir las veces de ir al baño casi a la mitad, como han hecho algunas de mis alumnas.

Entonces, visto desde un punto de vista más técnico, la relación entre las veces que se va al baño en un caso de incontinencia de urgencia y el condicionamiento clásico de Pávlov se puede entender a través del concepto de condicionamiento asociativo.

El condicionamiento clásico de Pávlov se refiere al proceso en el cual un estímulo neutro evoca una respuesta involuntaria después de ser asociado de forma repetida con un estímulo que naturalmente provoca dicha respuesta. En el caso de la incontinencia de urgencia, el estímulo neutro podría ser la sensación de tener la vejiga llena, mientras que el estímulo que provoca la respuesta sería la necesidad urgente de orinar.

Cuando una persona experimenta frecuentes episodios de incontinencia de urgencia, puede haber un condicionamiento asociativo entre la sensación de tener la vejiga llena y la necesidad urgente de orinar. Esto significa que, debido a experiencias pasadas, el cerebro ha asociado la sensación de plenitud de la vejiga con la necesidad urgente de vaciarla. Como resultado, incluso pequeñas cantidades de orina en la vejiga pueden desencadenar una fuerte sensación de urgencia y la persona siente la necesidad de ir al baño con mayor frecuencia.

Este condicionamiento asociativo a veces contribuye a un ciclo perpetuo en el que la persona va al baño con más frecuencia para evitar la incomodidad de la necesidad urgente de orinar. Sin embargo, esto puede tener el efecto contrario y empeorar la incontinencia de urgencia, ya que la vejiga se acostumbra a contener menos orina y se vuelve más sensible a las señales de plenitud.

Es importante reconocer esta asociación condicionada y trabajar en romper el ciclo. Esto puede implicar técnicas de control de la vejiga, como el diario miccional para tomar conciencia real de las veces que se va al baño por si acaso o porque la vejiga verdaderamente está llena, pensamientos disruptivos y la realización de ejercicios de fortalecimiento del suelo pélvico para mejorar el control muscular de la vejiga.

Cuándo se considera incontinencia urinaria

Muchas mujeres me dicen: «Raquel, yo no tengo incontinencia, solo una gotita en momentos muy puntuales». La Organización Mundial de la Salud reconoce que cualquier pérdida involuntaria de orina que represente un problema social o higiénico se considera incontinencia urinaria. Esto incluye incluso pequeñas pérdidas de orina, como una gota ocasional. La cantidad de orina perdida puede variar desde una pequeña cantidad hasta algo más significativo según diferentes casos de incontinencia urinaria.

Es importante tener en cuenta que incluso una pequeña cantidad de pérdida de orina puede ejercer un impacto en la calidad de vida y el bienestar emocional de una persona. Puede generar preocupación, ansiedad y limitaciones en las actividades diarias. Por lo tanto, si una persona experimenta cualquier grado de pérdida involuntaria de orina que afecte a su vida diaria, es recomendable buscar la ayuda de un profesional de la salud especializado en suelo pélvico para recibir una evaluación adecuada.

De modo que una gota de vez en cuando se podrá convertir, si no pones remedio, en una gota cada vez que te rías, así que cuanto antes le pongas solución, mejor.

Existen otros tipos de incontinencia a las que las mujeres no les dan importancia, como aquella en la que, cuando se termina de hacer pis y después de secarte, te levantas se escapan unas gotas.

Esto también es incontinencia y ocurre porque tu suelo pélvico está débil. En uno de los capítulos anteriores te hablé sobre la colocación de la vejiga: si esta estaba tumbada a uno de los lados por la debilidad de la musculatura del suelo pélvico, al ponerte de pie la vejiga se coloca y termina de vaciar lo que se ha quedado dentro. Así, al no tener fuerte la musculatura no se cierra bien la uretra y sale ese residuo que ha quedado dentro.

De ahí lo de hacer pis de pie, y porque si no terminas de vaciar la vejiga del todo, se queda ese residuo y se mezcla con el siguiente y así continuamente, lo que puede causar infección de orina. Por eso es tan importante vaciar bien la vejiga.

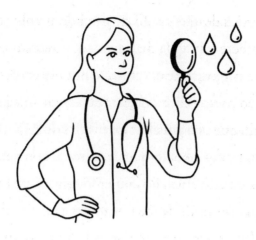

Levantarse por la noche para hacer pis no es normal

La hormona diurética, también conocida como hormona antidiurética o ADH (por sus siglas en inglés, *antidiuretic hormone*), desempeña un papel importante en el equilibrio de líquidos y en la regulación de la producción de orina en el cuerpo.

La ADH es producida por el hipotálamo y liberada por la glándula pituitaria posterior. Su principal función es reducir la producción de orina al disminuir la cantidad de agua que se excreta a través de los riñones. Esto ayuda a mantener el equilibrio de líquidos en el cuerpo y evitar la deshidratación.

Cuando los niveles de ADH son adecuados, los riñones reabsorben más agua de la orina y producen una menor cantidad de orina. Esto permite que el cuerpo retenga líquidos y evita una excesiva producción de orina.

En condiciones normales, los niveles de ADH son más altos durante la noche, lo que disminuye la necesidad de orinar mientras se duerme. Sin embargo, si una persona experimenta la necesidad frecuente de levantarse durante la noche para orinar, esto puede indicar un trastorno conocido como nicturia.

La nicturia presenta diferentes causas, como el consumo excesivo de líquidos antes de acostarse, la ingesta de ciertos medicamentos diuréticos, la insuficiencia cardiaca, la diabetes, la infección del tracto urinario u otros trastornos médicos. En algunos casos, puede haber un desequilibrio en la producción de ADH o una respuesta anormal del cuerpo a esta hormona.

Si experimentas la necesidad frecuente de orinar durante la noche, es recomendable consultar a un médico para determinar su origen. El médico podrá evaluar tus síntomas, realizar pruebas diagnósticas y recomendarte el tratamiento adecuado según sea necesario.

En resumen, si bien es normal que los niveles de ADH sean más altos durante la noche y se produzca menos orina, la necesidad frecuente de levantarse para hacer pis durante la noche puede indicar un trastorno subyacente que debe ser evaluado por un profesional médico.

Prolapso.
Cómo sucede y qué tipos existen

No sé si es tu caso en concreto o no, pero, si padeces prolapso, estaría bien que lo pusieras en el grupo. Así podrás saber si hay otras mujeres como tú.

Hay mujeres que tienen algún tipo de prolapso, pero no incontinencia. Si no es un prolapso evidente, describen la situación como una pesadez en la zona de la vagina muy incómoda durante todo el día.

Recuerda ir a tu ginecólogo o a un fisioterapeuta especializado en suelo pélvico para que te dé un diagnóstico fiable.

Un prolapso sucede cuando el útero está saliendo por el canal vaginal. Existen diferentes grados para medirlo y, cuando se llega al tres, ya es operable. La operación es un remedio, no es una solución, pues muchas mujeres vuelven a prolapsarse. Desde mi punto de vista, la solución está en tonificar la musculatura del suelo pélvico —recurriendo a la operación o no—, debido a esa debilidad natural de la musculatura que te explicaba en páginas anteriores.

En el prolapso del útero, este desciende porque la vagina está abierta por la debilidad de los músculos del suelo pélvico.

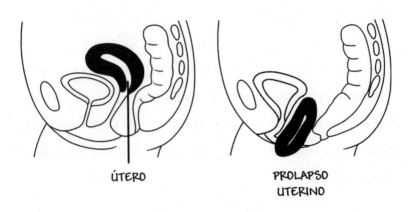

ÚTERO

PROLAPSO
UTERINO

La vagina siempre tiene que estar cerrada. Ya lo explicaré con más detalle en el capítulo 6 sobre sexualidad, pero te adelanto que una vagina abierta es igual a un suelo pélvico débil. La vagina solo debería estar abierta cuando sentimos excitación sexual.

Aunque la mujer tenga hecha una histerectomía —es decir, le han extirpado el útero—, queda un vacío y ese vacío siempre va a ser ocupado por algo, ya sea por vísceras, por el recto anal o por la vejiga, y las probabilidades de que se prolapse otro órgano son muy altas. De ahí la importancia de tonificar toda esta zona, sobre todo la musculatura involuntaria, y no solo con ejercicios de musculatura voluntaria (Kegel), sino también involuntaria.

Por eso debemos trabajar la musculatura involuntaria y la voluntaria, pero no te preocupes, que después de leer este libro sabrás diferenciarlas bien y ese será tu superpoder.

De hecho, tengo alumnas que llegan a corregir por completo el prolapso; otras lo corrigen algún grado y evitan la operación. Por otra parte, también tengo mujeres operadas que están tonificando para que no vuelva a descender el prolapso.

Si quieres ver una explicación sobre el prolapso en un vídeo, accede desde aquí:

Como he dicho, hablaremos de la vagina abierta cuando tratemos la sexualidad, pero te hago un adelanto si tienes prolapso.

La vagina no debe estar abierta porque ahí viven unos microorganismos que son como soldados que nos defienden de otros microorganismos o bacterias externas invasoras que no son saludables para la flora vaginal. Estos microorganismos defensores necesitan estar sin aire porque, si no, mueren. Si la vagina está abierta continuamente, entrará aire y, entonces, esos defensores tan beneficiosos mueren, por lo que se desplaza la flora.

Algunas infecciones de vagina recurrentes ocurren por este motivo. Por esta razón es importante tonificar el suelo independientemente de si tienes incontinencia o no.

Te cuento el caso de Inma. Ella notaba pesadez en su zona genital todos los días a todas horas. Me decía que era la cosa más incómoda que podía sentir.

Se levantaba por la mañana y lo primero que hacía era ir al baño para hacer pis. Al terminar se limpiaba y, al levantarse y empezar a caminar, siempre se le escapaba alguna gotita.

A medida que iba avanzando el día, cada vez notaba más pesadez. Cuando salía a pasear con su marido por la tarde o iba de compras, no aguantaba la pesadez en la zona genital.

Después de pasar por mi programa Mente y Suelo Pélvico su vida cambió. Empezó a notar ligereza en toda esa zona, y era capaz de salir a andar durante más de dos horas sin notar absolutamente nada de pesadez.

Además, se sentía contenta porque podía estar tres horas sin preocuparse de nada, ya no dependía de ningún baño, y, al levantarse después de hacer pis e ir caminando hacia la cocina, ya no se le escapaba ninguna gota.

Síntomas de un prolapso

Los síntomas pueden variar dependiendo del tipo y grado de prolapso que una persona experimente. Es importante tener en cuenta que los síntomas pueden ser distintos en intensidad y ser más pronunciados durante ciertas actividades o momentos del día.

Algunos de los síntomas comunes son:

- Sensación de presión o pesadez en la pelvis: muchas personas describen una sensación de incomodidad o una presión descendente en la región pélvica. Puede sentirse como si algo estuviera «cayendo» o «saliendo» de la vagina.

- Protuberancia visible o bulto en la vagina: en algunos casos, se puede observar o sentir un bulto o protuberancia en la pared vaginal. Esto suele ser más evidente durante la actividad física o al estar de pie durante largos periodos.
- Dificultad para vaciar completamente la vejiga: algunas personas con prolapso experimentan dificultad para vaciar completamente la vejiga, lo que a veces provoca una sensación persistente de tener que orinar o la necesidad de orinar con mayor frecuencia.
- Problemas intestinales: el prolapso puede afectar a la función intestinal, causando estreñimiento, dificultad para evacuar o sensación de bloqueo en el recto.
- Incontinencia urinaria: algunas personas con prolapso experimentan incontinencia urinaria. Esto ocurre durante la tos, el estornudo, el ejercicio u otras actividades que ejercen presión sobre la vejiga.
- Dolor durante las relaciones sexuales: el prolapso a menudo causa molestias o dolor durante las relaciones sexuales debido a la alteración de la anatomía vaginal.

Cistocele

También conocido como prolapso de la vejiga, es un tipo de prolapso pélvico que se produce cuando la vejiga se desplaza hacia la vagina debido a la debilidad o estiramiento de los músculos y tejidos que la sostienen en su lugar. Esto puede ocurrir por el debilitamiento de la musculatura del suelo pélvico, causado por factores como el embarazo y el parto vaginal, la edad, la menopausia, la obesidad y la práctica de levantamiento de objetos pesados.

Los síntomas del cistocele varían en gravedad y pueden incluir:

- Sensación de presión o pesadez en la pelvis: muchas personas describen una sensación de incomodidad o una presión descendente en la región pélvica, como si tuvieran un objeto en la vagina.
- Problemas urinarios: el cistocele puede afectar a la función de la vejiga, resultando en una necesidad frecuente de orinar, dificultad para vaciar completamente la vejiga, escapes de orina al estornudar, toser o realizar actividades físicas, y una sensación de no poder contener la orina.

- Sensación de un bulto en la vagina: en algunos casos, se puede sentir o ver un bulto o protuberancia en la pared vaginal. Este bulto suele ser más prominente durante la actividad física o al estar de pie durante largos periodos.
- Dolor durante las relaciones sexuales: el cistocele causa molestias o dolor durante las relaciones sexuales debido al desplazamiento de la vejiga y la alteración de la anatomía vaginal.

Rectocele

El rectocele es un tipo de prolapso pélvico que ocurre cuando el recto se desplaza hacia la vagina debido a la debilidad o estiramiento de los músculos y tejidos que lo sostienen en su lugar. Esto puede deberse al debilitamiento del suelo pélvico, a factores como el embarazo y el parto vaginal, la edad, la menopausia, la obesidad y la práctica de levantamiento de objetos pesados.

Los síntomas son muy parecidos a los del cistocele, pero se localizan en la parte de atrás de la vagina, ya que es un empuje del recto anal hacia la pared vaginal.

Si la persona sufre estreñimiento, lo notará incluso más. Por eso, en caso de tener estos síntomas, acude a profesionales de la salud que te puedan orientar, como el ginecólogo, el urólogo o un fisioterapeuta especializado en suelo pélvico.

Qué daña el suelo pélvico

Al suelo pélvico lo debilitamos con los impactos y con todo aquello que ejerza una fuerza o empuje sobre el suelo pélvico. Por ejemplo, saltar, correr, caminar con pasos muy largos, reír, toser, estornudar, sonarse la nariz, chillar, etc.

Aunque estas causas parecen muy evidentes, hay otras en las que es posible que no seamos conscientes de que estamos dañando el suelo pélvico, como el estreñimiento (recuerda los micropartos por empujar) o ejercicios como los abdominales tradicionales, sobre todo los de tipo *crunch*.

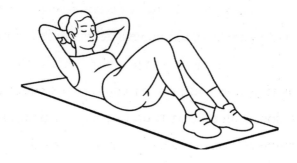

Incluso algunos ejercicios de pilates pueden ser perniciosos. Por ejemplo, si tu monitora o monitor te dicen: «Mete barriga y aprieta el culo», esto puede dañar el suelo pélvico. Al meter barriga empujas todas las vísceras hacia abajo, ejerciendo una presión y dañando así el suelo pélvico.

Esto no significa que tengas que poner tu suelo pélvico entre algodones, no. Tengo alumnas como Lidia, que trabaja de enfermera y le gusta hacer running. Cuando comenzó el método de Mente y Suelo Pélvico sufría una incontinencia severa y no quería seguir corriendo con compresa. Realizó el programa y en ocho semanas acabó con la incontinencia. Siguió haciendo running, la única diferencia es que ahora tiene tono muscular en su suelo pélvico y los impactos al correr no son tan severos.

El sobrepeso también puede debilitar el suelo pélvico, pues la grasa abdominal hace que la musculatura del abdomen no sea competente y que el suelo pélvico esté soportando todo ese peso de más.

El embarazo es un estado que también causa debilidad del suelo pélvico, por el peso del bebé. Por tanto, durante el parto es esencial tenerlo bien fortalecido para la fase del expulsivo y al momento de la rotación de la cabeza del bebé. Con un buen tono muscular no tendría por qué aparecer la incontinencia en el posparto: te recuerdo que dar a luz no es igual a incontinencia. Con un buen tono muscular durante el parto, evitas episiotomías, fórceps, etc.

La etapa de la menopausia también puede debilitar el suelo pélvico. Esto tampoco significa que menopausia sea igual a incontinencia, no, porque hay mujeres que no la tienen ni en la menopausia ni después. Pero en la menopausia los ovarios dejan de producir estrógenos, lo que, sumado al envejecimiento progresivo, hace que aparezcan alteraciones del suelo pélvico. Asimismo, la pérdida de masa muscular típica de esta etapa influye y el tejido de colágeno que hace de sostén también disminuye. Los órganos tienden a descolgarse por todo esto. Además, la uretra tiende a atrofiarse por déficit hormonal y por la disminución del riego sanguíneo.

Por eso es importante tonificar el suelo pélvico independientemente de la etapa que estemos viviendo. Pero al margen de la edad, hay mujeres que consiguen sin problema alguno recuperar la musculatura de esa zona.

Este es el caso de Nieves. Adoro a esa mujer y su actitud. Entró en el programa con setenta años, siguió el método paso a paso y acabó con la incontinencia, manteniendo a raya su prolapso. Así que no es cuestión de edad, es cuestión de mentalidad.

Ejercicios para poner fuerte tu suelo pélvico

Kegel clásico

Antes de empezar con tu primer ejercicio, quiero hablarte de Arnold Kegel porque, sin él, no podría enseñarte la siguiente actividad.

Kegel fue un médico estadounidense que desarrolló los ejercicios que llevan su nombre, que consisten en contraer y relajar los músculos del suelo pélvico de forma repetida y controlada. Se pueden realizar en cualquier momento y en cualquier lugar, ya que no requieren equipo ni accesorios especiales. Eso sí, las mujeres con hipertonía en el suelo pélvico deben centrarse más en la fase de relajación que en la fase de contracción.

Los ejercicios de Kegel son especialmente beneficiosos para las mujeres, ya que pueden fortalecer los músculos del suelo pélvico debilitados debido al embarazo, el parto, el envejecimiento u otros factores. También se ha demostrado que mejoran la capacidad de controlar la vejiga, reducen la incontinencia urinaria y pueden aumentar la satisfacción sexual.

Hay que destacar que los ejercicios de Kegel deben realizarse de manera adecuada para obtener los máximos beneficios. Es recomendable aprender a identificar los músculos del suelo pélvico y practicar la técnica de contracción y relajación de manera correcta. Por ejemplo, las mujeres con prolapso deben hacerlo tumbadas. De todas formas, te lo explico en el vídeo.

Hoy en día, los ejercicios de Kegel son ampliamente conocidos y recomendados por profesionales de la salud en el tratamiento de diversos trastornos relacionados con el suelo pélvico. Sin embargo, tenemos que mencionar que el método de Kegel no es el único enfoque para el fortalecimiento del suelo pélvico, ya que solo abarca el 20 por ciento de la musculatura del suelo pélvico, y tú ya sabes que el suelo pélvico tiene una parte de musculatura involuntaria (80 por ciento), a la que no llegan los Kegel. Además, existen otros enfoques y técnicas disponibles, como el enfoque integral que hemos creado en nuestro programa de acompañamiento de Mente y Suelo Pélvico.

Estos ejercicios parecen muy fáciles, pero para que sean efectivos deben hacerse con técnica para no implicar otra musculatura que inhiba a la del suelo pélvico.

No te preocupes, que te lo explicaré con un vídeo también para que sea más visual y puedas interiorizarlo mejor.

Como no sé si es la primera vez que los practicas o ya eres una veterana en ello, déjame que te lo explique como si nunca los hubieras hecho. Así me aseguro que los haces con técnica y sin implicar otra musculatura.

Recuerda que antes debes tener una valoración de tu especialista en suelo pélvico, no me cansaré de decirlo durante todo el libro. Por ejemplo, las hipertónicas tendrían que hacer el ejercicio a la inversa. Así, si eres hipertónica, mejor trabaja la musculatura involuntaria.

Estaría bien que me dijeses cuál es tu caso por e-mail a info@raquelolivas.com.

Después de esta pequeña introducción, vamos al lío.

Lo primero que debes hacer es localizar tu suelo pélvico. Para ello, pon tu mano o la punta de los dedos detrás de la vagina y antes del ano, esa es la zona perineal. Presiona con tu mano justo ahí y, a continuación, tose varias veces y verás cómo se mueve esa zona.

Si no notas nada, intenta toser más fuerte. Y si tampoco notas nada, es por la debilidad de tu suelo pélvico. Pero no desesperes porque si haces los ejercicios todos los días, verás cómo llegas a notarlo.

Ahora, para empezar a tonificarlo, vamos a poner la postura correspondiente. Coloca una mano debajo de una nalga y la otra debajo de la otra nalga, y muévete hacia los lados con pequeños movimientos. Notarás dos huesos; son los isquiones.

Tienes que sentarte siempre sobre estos dos huesos, porque si lo haces muy atrás, te sentarás en el coxis, y si te vas muy adelante, tampoco estarás bien colocada.

Ahora imagina que te están tirando de un hilito del pecho hacia el techo. Pero que no hagas demasiada curvatura en la zona lumbar al estirar tu espalda con este ejercicio. La espalda tiene que estar lo más neutral posible, ni muy curva ni demasiado recta.

Si tienes prolapso, hazlo tumbada con la espalda apoyada en el suelo o una colchoneta con las piernas flexionadas y los pies apoyados en el suelo.

Si ya estás sentada o tumbada, coge aire por la nariz y suéltalo por la boca, respira con normalidad y contrae tu vagina como si se te fuera a salir un tampón o se te fuera a escapar un pedete o el pis. Contrae la musculatura de esa zona y sube. Bajo ningún concepto debes empujar, sino contraer y subir, como si tu vagina subiera a darle un beso a tu útero.

Cuando acabemos, repetimos la acción. Puedes hacerlo mientras estás leyendo, así que coge aire, suéltalo y contrae otra vez tu suelo pélvico, subiendo. Cuenta hasta ocho segundos en la contracción y relaja otros ocho, es decir, aprieta y sube durante ocho segundos, y aprieta y relaja durante otros ocho.

Para relajarte no tienes que hacer nada, solo soltar la musculatura y esperar mientras se relaja durante ocho segundos. Ahora que ya sabes la pauta, toca la técnica, así que no aguantes la respiración. Hay mujeres que dejan de respirar mientras hacen este ejercicio, pero no, tienes que respirar con naturalidad, de este modo nos aseguramos también de que no empujas hacia abajo.

Venga, haz otra contracción, pero ahora respirando con naturalidad.

Siguiente paso: nunca debes contraer el culo o la musculatura del glúteo porque esta musculatura es más grande y está más fuerte que tu suelo pélvico, y, entonces, lo que puede pasar es que tengas un culete respingón y precioso, pero sigas con incontinencia. Así que ya sabes, nalgas relajadas.

Aprovecha para hacer otra serie ahora mientras lees y concéntrate en no contraer las nalgas. Venga, ocho segundos de contracción, y solo con el suelo pélvico, nada de implicar el glúteo. No te olvides de los ocho segundos de relajación.

Último paso de la técnica: no aprietes los muslos ni los abductores. Si lo haces, tampoco estarás trabajando el suelo pélvico en su conjunto, sino implicando una musculatura mayor.

Pues ya tienes la técnica. Ahora visualiza la musculatura del suelo pélvico cada vez que lo hagas, así que aprovecha para hacer otra contracción mientras lees: contrae ocho segundos y respira con naturalidad, no contraigas ni glúteos ni muslos, y relaja ocho segundos. Ya sabes, si tienes prolapso, hazlo tumbada, la técnica es la misma.

Este sería el ejercicio, ocho de contracción y ocho de relajación; las repeticiones no te las puedo recomendar porque no conozco tu caso. Mínimo serían cinco minutos, pero lo aconsejable es que vayas a tu fisio y te indique cuál es el número.

A partir de ahora cada vez que tosas, estornudes o hagas algún esfuerzo, haz un Kegel primero: contrae la musculatura del suelo pélvico y después coge peso o suénate la nariz, por ejemplo.

No te dobles hacia delante cuando te rías, no sirve de nada. Mejor saca el pecho hacia arriba y haz el Kegel. Así estarás haciendo nuevas conexiones neuronales y tu cerebro en un tiempo lo hará por ti sin que tú tengas que pensarlo.

Si quieres, también puedes preguntar tus dudas en el grupo, porque allí colgamos charlas de nuestra fisioterapeuta.

¿Cómo saber si lo estás haciendo bien? Normalmente la barriga se mete ligeramente de manera involuntaria al contraerse y subir el suelo pélvico. Recuerda no meter barriga voluntariamente, sino que sea por la contracción del ejercicio en sí. Se trata de una activación de la faja abdominal que se produce al activarse tu suelo pélvico.

Si al principio ves que no notas absolutamente nada, ten paciencia, que donde va la intención va la energía. Práctica y con el tiempo verás como sí lo notas. Siempre digo que el suelo pélvico es una musculatura muy agradecida, y ya sabrás por qué si lo practicas.

Tampoco quiero que sientas que tienes que pensar muchas cosas y que no te sale porque no eres capaz de relajar las nalgas o sigues aguantando la respiración. Ten paciencia, la misma que yo estoy teniendo para escribir este libro.

Trátate con cariño y recuerda que aprender algo nuevo lleva su tiempo, como cuando aprendemos a conducir: al principio miras todas las palancas y estás en alerta con todo lo que pasa fuera. Hoy en día seguro que conduces de un lado a otro y ni siquiera te acuerdas por qué camino fuiste porque es una acción que ya tienes automatizada. Pues aquí pasa lo mismo, al principio estás atenta a todo, pero luego te saldrá solo. Ánimo, que se puede.

Mira el vídeo con la explicación. Y si quieres, también puedes apuntarte a los entrenamientos que hacemos varias veces al año con grupos de mujeres. Normalmente lo anunciamos en redes sociales.

Lo que no quiero es que desistas. Esto es algo que se tiene que convertir en un hábito de tu vida como cualquier otro que ya tienes adquirido, como cepillarte los dientes.

Es cuestión de mentalidad y de entrenar tu mente para que vaya a tu favor y no en tu contra, para que seas tú la que mandes en tu mente.

Aquí tienes el acceso al vídeo con el ejercicio de Kegel. Luego retoma el libro para que todo lo que practicas sea efectivo:

Ejercicio de Kegel analítico

Vamos a trabajar con Kegel la musculatura del suelo pélvico por zonas, de manera más analítica, para enseñar al cerebro a reconectar por separado con esta musculatura, aislando así cada parte de nuestro suelo pélvico. Trabajaremos desde el clítoris hasta el esfínter anal, saltando de un lado al otro, y ya te digo que, aunque al principio no notes nada, ¡donde va la intención va la energía!

Esta técnica viene muy bien para mujeres que quieran tomar conciencia de su clítoris y también para las que padecen incontinencia de gases o fecal.

Para ello tienes que estar tumbada boca abajo, en el suelo, la cama o el sofá; si es un sitio firme, mejor, para evitar curvatura en la zona lumbar.

Pon la cabeza hacia un lado para evitar una hiperextensión del cuello. Apóyala al lado que te parezca más cómodo, separa los hombros de las orejas y relájate.

La técnica es la misma que la del Kegel clásico, así que ten en cuenta que no puedes apretar el culete, sino respirar con naturalidad. Ahora debes centrarte en tu pubis pegado a la colchoneta o el suelo, e intentar hacer lo siguiente: céntrate en subir con el clítoris hacia el ombligo; no es literal, ya sabes que es imposible, pero es la intención de hacerlo lo que va a hacer reaccionar tu musculatura.

Tienes que subir suavemente y mantener contacto hasta dos segundos, de manera muy lenta, y luego baja; así, ocho veces.

Sin moverte y después de esas ocho veces, pasa a la parte del esfínter anal. Contrae rápidamente y con suavidad, es decir, de manera sutil abre y cierra el esfínter anal.

Cuenta uno, dos muy seguido, así, hasta ocho veces también. Parece difícil, pero no lo es, y no pasa nada si al principio no diferencias la musculatura, notas que se te mueve todo a la vez o que implicas a la vagina. Con el tiempo verás que lo consigues.

Insisto de nuevo: intenta no implicar a las nalgas, que no se muevan, ni a los muslos, y respira con naturalidad.

La siguiente postura es boca arriba y tienes que hacer exactamente lo mismo con el clítoris y con el esfínter anal. Coloca los brazos al lado de tu torso relajado, la cabeza también relajada, y que no haya mucha curvatura en la zona lumbar. Ponte cómoda y haz el ejercicio con las piernas estiradas si estás más cómoda, y si no, flexionadas para que no haya demasiada curvatura en la zona lumbar. Si te tira de los lumbares, ya sabes, flexiona las piernas.

Durante ocho segundos sube y baja con la imaginación tu clítoris, lentamente, después pasa al esfínter anal, abriéndolo y cerrándolo rápidamente durante otros ocho segundos.

Seguro que piensas que notas más cuando trabajas el esfínter anal o el clítoris, pero eso da igual, no te centres ahí, porque eso quizá se deba a que tienes una parte más tonificada que otra, o una parte más débil que la otra.

Después de practicar estos ejercicios puedes escribir tus experiencias en el grupo de Telegram o mandarme un e-mail: cuando estabas boca abajo, ¿notabas más el clítoris?; cuando estabas haciendo el mismo ejercicio boca arriba, ¿notabas más el glúteo?

Vamos, que lo estás haciendo muy bien.

Píldora de mentalidad

La mente quiere que desistas pronto, y, aunque no lo creas, es así, quiere ahorrar energía para la supervivencia.

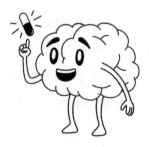

Quiero que sepas que la mente no diferencia la realidad de la ficción, y eso te viene superbién. Porque no existe una varita mágica para acabar con la incontinencia, conlleva una inversión de energía, y tu mente no quiere gastar energía.

Ella te dirá todos los días que hace frío, calor o que estás muy ocupada o cansada para hacer los ejercicios, pero si no diferencia la ficción de la realidad, entonces puedes entrar en tu mente y «engañarla».

Te explico: cuando soñamos somos capaces de despertarnos y notar cómo sudamos y jadeamos si hemos tenido una pesadilla. La mente ha vivido ese sueño como una amenaza real, y se te acelera el pulso, sientes miedo y sudas. Al despertar te das cuenta de que era un sueño y no pasa nada, pero tu mente lo ha vivido como real.

Entonces podemos engañar a la mente y ponerla a nuestro favor, haciéndole creer que esto llevas haciéndolo toda la vida. Así, cuando hagas los ejercicios, hazlos con una sonrisa para que se crea que lo gozas, y cuando termines, prémiate con un apretón de manos y sintiendo verdaderamente que lo has conseguido. Es una manera de segregar hormonas y neuropéptidos que te generan una sensación positiva y de bienestar, e interiorizas que verdaderamente lo puedes hacer.

Y pensarás, ¿cómo lo hago?

Pues un ejemplo puede ser como lo hacemos con los niños: si quieren ir al parque, antes hay que recoger los juguetes y, luego, como premio, accedemos y vamos al parque.

Imagínate que a mediodía siempre te pones a ver tu serie preferida en Netflix o a leer un libro mientras te tomas un café. Pues hasta que no hagas tus quince repeticiones de Kegel, no hay serie ni café.

En mi programa Mente y Suelo Pélvico trabajamos la mente específicamente con alumnas para poder interiorizar un hábito saludable y acabar así con la incontinencia. Para acabar con los miedos a los escapes, o con pasar demasiado tiempo fuera de casa sin tener un baño cerca, o a dejar de llevar la compresa por si acaso cuando ya se ha terminado por fin la incontinencia. En estos casos tenemos técnicas específicas.

Una vez, a una alumna, Rosi, le dije: «Oye, el salvaslip que te estás poniendo, como ya no tienes incontinencia, póntelo en la frente cuando estés en casa». Ella se reía, pero lo hizo, porque sabía perfectamente que el salvaslip era para calmar su mente y no porque tuviera escapes. Ese mismo día dejó de ponerse el salvaslip. Este libro, en resumidas cuentas, es una herramienta para que te ocupes de ti, para que te dediques a ti misma. No puedes entonces poner excusas o procrastinar (dejar para más tarde) los ejercicios de tonificación del suelo pélvico.

Yo he puesto de mi parte escribiendo este libro; ahora te toca a ti poner de la tuya. Te aseguro que vas a tardar menos en hacer los ejercicios todos los días quince minutos que yo en escribir el libro, así que, si no lo haces por ti, hazlo por lo menos por mí.

Porque solo son quince minutos al día: de veinticuatro horas les vas a dedicar quince minutos a los ejercicios. Eso, perdona que te diga, es una birria. Perdona por ser tan clara, pero lo hago para que seas consciente del poco tiempo que es necesario porque no hace falta más. Es casi lo mismo que inviertes cuando te das una ducha, y luego qué bien te sienta esa ducha. Pues esto es lo mismo.

Y en caso de que no quieras hacerlo sola, pregúntanos por nuestros programas de acompañamiento, que estaremos encantados de llevarte de la mano mi equipo y yo.

RESUMEN

- Tipos de incontinencia: de esfuerzo, de urgencia, mixta, de rebosamiento, vejiga hiperactiva.

- Tipos de prolapsos: de útero, de vejiga, de recto anal.

- Practicar los ejercicios de Kegel con técnica, respirar con naturalidad, no contraer o implicar a los glúteos ni a los muslos.

- Cada vez que vayas a coger peso, contrae el suelo pélvico con un Kegel; también cada vez que hagas un esfuerzo como toser, estornudar, etc.

- Eres proactiva, estás poniendo de tu parte, tú puedes, recuérdalo siempre.

- Cuando hagas el ejercicio, prémiate al terminar. Ten en cuenta que tu mente no diferencia la realidad de la ficción, así que celébralo como si hubieras ganado un mundial.

- Ejercita los Kegel analíticos para trabajar de manera separada las partes del suelo pélvico.

No te pierdas el siguiente capítulo porque entramos en la musculatura involuntaria, la sexualidad y la dosis necesaria de mentalidad.

Clave 3

LA MUSCULATURA INVOLUNTARIA

> Usted no puede esperar construir un mundo mejor sin mejorar a las personas. Cada uno de nosotros debe trabajar para su propia mejora.
>
> MARIE CURIE

Enhorabuena, solo me queda seguir felicitándote una y otra vez, porque a estas alturas del libro mucha gente ya se quedó atrás y se ha rendido, pero tú sigues aquí leyendo. Prémiate con algo, date dos besos a ti misma porque te lo mereces.

Así que mis felicitaciones, de verdad. Si estás aquí es porque estás totalmente comprometida, no solo con los conocimientos que te estoy dando, sino con lo que estás aplicando y con esa transformación que quieres hacer.

Muchas mujeres a estas alturas del aprendizaje me han dicho: «Raquel, es que por fin con esos dibujitos que nos has enseñado puedo entender qué me pasa, y una vez la mente lo entiende de esa manera, es muchísimo más efectivo a la hora de hacer los ejercicios». Ahora ya sabes que algunas mujeres no acaban con la incontinencia porque necesitan ejercitar más del 20 por ciento de su musculatura para acabar con ella, o dicho de otra manera, las fibras lentas y rápidas, para que sea un trabajo completo.

En algunos casos, como la incontinencia leve, sí se puede acabar con solo los ejercicios de Kegel. Pero si me estás leyendo es porque a lo mejor los has practicado y no has conseguido resultados, o tal vez nunca los has ejecutado con técnica, o tu incontinencia es más de urgencia y tienes que aprender los ejercicios de musculatura involuntaria.

Por eso en este capítulo trataremos la musculatura involuntaria, que solo se puede tonificar a través de las cadenas musculares. En nuestro método lo hacemos con la gimnasia hipopresiva y con ciertos ejercicios isométricos.

Primero quería contarte la historia de una persona que quizá te inspire o que quizá sea muy parecida a la tuya, y gracias a la cual muchas mujeres han podido acabar con la incontinencia. Aunque no se parezca en nada a tu historia, entenderás igualmente por qué.

Es la historia de Viky. Viky tampoco podía vivir tranquila, tenía miedo a su prolapso y a que en algún momento se le escapara algo. Llevaba salvaslips y cruzaba las piernas fuertes al reír para evitar escapes. Reír a carcajadas podría ser una situación de peligro, y la verdad es que es una mujer bastante risueña.

En aquella época ella lo pasó fatal, sentía vergüenza, pendiente en todo momento por si se manchaba y se le notaba algo. La mayoría de las mujeres siempre eligen determinados colores de ropa, por si hay algún escape, que no se note tanto.

Su autoestima, por supuesto, estaba baja debido a esa inseguridad. Su vida social estaba muy condicionada por su prolapso. Lo llamaba «eso de ahí abajo» porque le daba mucho rechazo notar esa bolita.

Evitaba conocer hombres a no ser que fuera para conversar, pero no para nada más, porque le daba vergüenza esa bola que tenía en medio de la vagina.

No soportaba mirarse y apenas se tocaba ahí abajo, y no podía soportar la idea de que alguien la viera desnuda.

Se notaba esa bolita y no lo soportaba. Esa bolita era un prolapso uterino.

En realidad, renunció a ser libre.

Visitó a varios especialistas para que le dieran una solución que no fuera operarse, pero todos le decían lo mismo. Y es que esa es la primera opción que te dan y te la venden como si fuera la única. Y no, como ya he dicho no es una solución, es un remedio, e igualmente tendrás que tonificar tu suelo pélvico después de la operación porque las probabilidades de que se vuelva a generar un prolapso en otro órgano son muy altas. A ella le ofrecieron ponerse una malla que se sujeta parcialmente a la musculatura que hay cerca del coxis y el pubis, una musculatura que se va debilitando con el paso del tiempo, y por eso hay mujeres que se tienen que operar una segunda vez.

Al final, Viky acabó operándose, le pusieron la malla y le colocaron el prolapso. Su vida volvió a la normalidad, podía reír, saltar y estar libre de la compresa, pero a los pocos años apareció otra vez alguna gotita y el prolapso empezó a asomar de nuevo.

Además, también empezó a padecer estreñimiento. Siempre había recurrido a infusiones o laxantes, y ahora tenía que volver a lo mismo porque el estreñimiento no favorecía nada a su prolapso.

Viky volvió a la esclavitud de la compresa y a la pesadez constante en su bajo vientre, esa molestia que se hacía insoportable cuando el día acababa. En ese momento, no solo era su autoestima la que estaba tocada, también sentía frustración y rabia. No entendía por qué le sucedía esto otra vez si se había operado.

No sé cómo, ella empezó a ir a mis clases y se inició en mi método. A las pocas semanas, ya había notado cambios. En dos meses su incontinencia había desaparecido, su prolapso se había corregido y nunca más se supo de su estreñimiento.

En sus revisiones periódicas su ginecólogo le dice que siga con el método que está practicando, que no lo deje de hacer porque tiene el prolapso en su sitio.

Hoy en día, Viky es una mujer libre, una mujer verdaderamente empoderada porque puede hacer lo que le venga en gana con su cuerpo, no está condicionada para nada.

Espero que tú también le estés agradecida porque, en gran medida, gracias a ella tú estás leyendo este libro. Otras muchas mujeres también le están agradecidas porque ella fue una gran impulsora en aquel momento, cuando yo no veía por dónde empezar en todo esto del mundo online. Yo quería dar visibilidad y concienciar sobre el tabú del suelo pélvico, así como divulgar que la incontinencia no es normal y se puede acabar con ella de manera sencilla.

Siempre quise ayudar a las mujeres y no sabía cómo, sin darme cuenta de que ya lo hacía. Y ella simplemente me hizo de espejo para que viera todo mi potencial.

Gracias, Viky.

Mujeres que han acabado con la incontinencia

Pero no solo Viky, otras mujeres también han dado el paso para transformar sus vidas.

Rita es una de mis alumnas más recientes y, además, es fisioterapeuta. Ve este vídeo y conoce su opinión sobre el método:

Ana también es fisioterapeuta y padece incontinencia. Acudió a Mente y Suelo Pélvico para terminar con ella a través de las seis claves:

Isa es una mujer que tardó casi un año en entrar en el programa. Hasta entonces intentó acabar con la incontinencia recorriendo un montón de sitios. Al final entró en Mente y Suelo Pélvico. Ha acabado con la incontinencia y se arrepiente de no haber empezado antes:

Mónica nunca llegó a sufrir pérdidas, pero sí tenía siempre muchas ganas de ir al baño. Con nosotras ha conseguido eliminar esas ganas imperiosas:

Gracias a todas estas mujeres, que han querido dar visibilidad a un problema que hoy día sigue siendo un tema tabú.

Les agradezco que le pongan cara al problema, le den voz a algo que no es fácil pero sí se puede superar. Le han puesto perseverancia y han tenido resultados. Vosotras, Viky, Rita, Isa, Ana, Mónica y las demás que no pude meter en este libro, pero que están en el canal de YouTube de Mente y Suelo Pélvico, ¡GRACIAS! Vosotras le dais sentido a todo este movimiento. Gracias por inspirar a otras mujeres y enhorabuena por dar un paso al frente y ayudar a romper tabúes.

Y no podía faltar mi consejera, mi compañera, que me ha ayudado desde el minuto uno incondicionalmente y de la que he aprendido mucho, Laura García, nuestra fisioterapeuta del programa y directora del equipo de salud de Mente y Suelo Pélvico. Gracias por querer compartir tus conocimientos conmigo y con los cientos de mujeres que hemos ayudado en esta aventura para concienciar que la incontinencia no es natural y que, además, se puede acabar con ella desde casa.

Vamos ahora con la musculatura involuntaria y cómo saber dónde está y cómo activarla. Para ello, existen ciertos ejercicios que voy a enseñarte. Por mucho que quieras ejercitar ese tipo musculatura, no puedes hacerlo voluntariamente. Pero por eso no te preocupes, porque te voy a contar cómo puedes hacerlo. Recuerda que es una clave del método y que la llamo así para poder trabajar el suelo pélvico de manera holística. Dentro de estos ejercicios está la gimnasia hipopresiva, esencial en nuestro método para prolapsos, incontinencias de urgencias, vejigas hiperactivas, orgasmos más competentes, etc.

La gimnasia hipopresiva y sus beneficios

Los ejercicios hipopresivos son un tipo de entrenamiento del suelo pélvico y del core. Se centran en la activación y el fortalecimiento de los músculos profundos del abdomen y del suelo pélvico mientras se realiza una técnica de respiración específica.

Estos ejercicios, también conocidos como técnica hipopresiva o gimnasia hipopresiva, implican una serie de posturas y movimientos que ayudan a reducir la presión intraabdominal y a fortalecer los músculos del suelo pélvico y del core de manera profunda y global. Se basan en la creación de un vacío o una disminución de la presión en la cavidad abdominal mediante una combinación de apnea (retención de la respiración), contracción de los músculos del suelo pélvico y contracción isométrica de los músculos abdominales profundos.

Los ejercicios hipopresivos se utilizan para mejorar la postura, fortalecer el suelo pélvico, reducir la presión en el abdomen, tonificar los músculos abdominales y promover una mejor función respiratoria. Se considera una técnica efectiva para abordar problemas como la incontinencia urinaria, el prolapso de órganos pélvicos y las disfunciones del suelo pélvico. Por ejemplo, cuando vamos a estornudar, el transverso abdominal (faja abdominal) tendría que activarse si todo está bien tonificado. Si eso no sucede, vendrá el escape de pis. Así que una manera de trabajar esa parte involuntaria son los famosos hipopresivos.

No te los voy a explicar por aquí, porque sería muy complicado y, además, no conozco tu caso. Debes saber que los hipopresivos están contraindicados para embarazadas e hipertensas.

El método hipopresivo fue creado por Marcel Caufriez en 1980. Caufriez se encontraba auscultando a una mujer prolapsada que tenía el útero fuera, además de los intestinos. La paciente se hallaba en la camilla con las piernas semiflexionadas y, al tocarla, ella dio un respingo, como de susto, y todas las vísceras y el útero se recogieron hacia dentro de manera repentina y espontánea. En ese momento, el doctor se preguntó qué había sucedido y descubrió así toda la musculatura que está implicada en el suelo pélvico de manera involuntaria.

Pero si no eres fisioterapeuta, creo que es suficiente parar aquí, porque lo que te interesa como alumna es la técnica. No obstante, creo que es interesante tener la información de cómo surgió el método, además de ser una historia bonita.

En este método es superimportante la postura de todo el cuerpo. No te recomiendo que busques en Google o YouTube, porque hay de todo y he visto vídeos donde no lo explican nada bien.

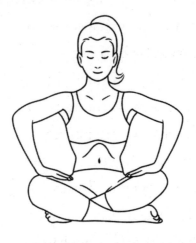

Por eso es importante aprenderlo con alguien especializado en suelo pélvico. Es imprescindible que tres músculos, como mínimo, estén involucrados directamente en la cadena (lo llamo así para que me entiendas) que llega hasta el suelo pélvico.

Por ejemplo, el transverso abdominal y el serrato tienen que estar activados en cada postura para que haga su efecto en el suelo pélvico.

En muchos vídeos en internet he visto que se indica que metas barriga. No hagas esto bajo ningún concepto, ya sabes que meter barriga implica empujar hacia abajo. Igual que en los Kegel, la barriga se mete involuntariamente, es decir, es un efecto automático de la postura o apnea que hagas en ese momento.

A continuación, te explico los beneficios más importantes que consigues practicando los hipopresivos. Beneficios de la gimnasia hipopresiva:

- Evita secuelas posparto.
- Previene, mejora y, en muchos casos, acaba con la incontinencia.
- Previene y evita los prolapsos.
- Reduce la cintura.
- Estabiliza las vértebras lumbares.
- Ayuda a recuperar el abdomen después de una cirugía abdominal.
- Mejora y evita el estreñimiento.
- Descongestiona los ganglios linfáticos y mejora el drenaje de las piernas.

- Previene el surgimiento de hemorroides.
- Contrarresta la actividad deportiva de alto impacto.
- Mejora la capacidad respiratoria y aumenta el rendimiento deportivo.

Contraindicaciones. No pueden realizarlo:

- Mujeres hipertensas. Si lo haces sin apneas y con control de un especialista, no tendrás ningún problema.
- Embarazadas.

Practicar la gimnasia hipopresiva por ti misma es muy arriesgado, ya que necesitas supervisión y control para saber si abres bien las costillas y las apneas están bien realizadas, aparte de activar ciertos músculos necesarios para la tonificación del suelo pélvico.

En Mente y Suelo Pélvico contamos con supervisión en grupos controlados. Además, trabajamos con varias rutinas para ejercitar los diferentes grupos musculares y que sea lo más completo posible para activar de manera competente esa musculatura involuntaria.

Los hipopresivos, como he dicho con anterioridad, se trabajan con apneas. Por eso te decía que las mujeres que son hipertensas no lo pueden realizar por las apneas. Esto pasa porque, cuando una persona hipertensa mantiene la respiración, su cerebro enciende las alarmas, pues entiende que pasa algo porque no hay respiración. Recuerda que el cerebro no diferencia la realidad de la ficción y puede creer que algo no va bien porque no se está respirando.

Por ello, las personas hipertensas pueden trabajar toda la parte de la musculatura voluntaria, la mentalidad, la sexualidad y los ejercicios funcionales, pero no estos últimos ejercicios, esto es importante.

Qué sucede en el suelo pélvico al realizar los hipopresivos

Te lo explico con detalle y de manera sencilla por si no has visto el vídeo. Así entenderás por qué esa musculatura involuntaria es tan importante para el suelo pélvico.

Al abrir las costillas en la apnea, el diafragma asciende y tira del transverso abdominal, liberando al suelo pélvico todo el peso que sostiene y tonificando de manera involuntaria la zona.

Se crea como una especie de efecto ventosa, como si absorbiera todo hacia arriba colocando así todos los órganos.

Hay una técnica a la que llamamos hipopresivos-K, que consiste en hacer Kegel en un momento determinado de la apnea, trabajando de esta forma el cien por cien de la musculatura.

Combinar los ejercicios hipopresivos —con los ejercicios de Kegel— con el método de acompañamiento de Mente y Suelo Pélvico ofrece beneficios adicionales para fortalecer y mantener la salud de tu suelo pélvico.

Los ejercicios hipopresivos se centran, por un lado, en la respiración, la postura y la contracción de los músculos profundos del abdomen y del suelo pélvico, mientras que, por el otro lado, los ejercicios de Kegel se enfocan en la contracción y relajación específica de los músculos del suelo pélvico.

Al combinar ambas técnicas, se obtienen una serie de beneficios complementarios. Los hipopresivos ayudan a fortalecer los músculos profundos del abdomen y del suelo pélvico, mejoran la postura y reducen la presión intraabdominal. Los ejercicios de Kegel, por su parte, se centran en fortalecer y tonificar específicamente los músculos del suelo pélvico, lo que es beneficioso para mejorar el control urinario, la función sexual y la estabilidad del suelo pélvico en general.

De esta forma, trabajas de manera integral y holística en el fortalecimiento y el cuidado del suelo pélvico. Sin embargo, es importante realizar los ejercicios correctamente y con acompañamiento porque no todas las mujeres pueden ejecutarlos, ya que depende del tipo de incontinencia, de si tienen debilidad o hipertonía en el suelo pélvico y de cómo se ejecuten los hipopresivos.

RESUMEN

- Es recomendable hacer gimnasia hipopresiva con la supervisión de un profesional y que sea específica de suelo pélvico.
- Existen contraindicaciones para hipertensas y embarazadas.
- Con este tipo de ejercicios, liberas la zona del suelo pélvico y tonificas la musculatura involuntaria.
- Es ideal para prolapsos, cistocele, rectocele e incontinencia de urgencia.

Clave 4

LOS EJERCICIOS FUNCIONALES

> El mayor descubrimiento de todos los
> tiempos es darse cuenta de que una perso-
> na puede cambiar su futuro simplemente
> cambiando su actitud.
>
> OPRAH WINFREY

Los ejercicios funcionales han ganado popularidad en los
últimos años debido a sus múltiples beneficios para la salud y el bienestar. Estos ejercicios se enfocan en movimientos y patrones de movimiento que imitan las actividades de la vida diaria, mejorando así la funcionalidad del
cuerpo en su conjunto.

Algunos beneficios de los ejercicios funcionales son:

- Mejora de la funcionalidad: están diseñados para ayudar a nuestro cuerpo a realizar actividades diarias de manera eficiente. Al imitar los movimientos y patrones de movimiento que se realizan en la vida cotidiana, los ejercicios funcionales ayudan a fortalecer los músculos y mejorar la coordinación y la estabilidad necesarias para llevar a cabo tareas como levantar objetos, agacharse, caminar y subir escaleras.

- Fortalecimiento muscular integral: involucran múltiples grupos musculares al mismo tiempo, lo que permite un fortalecimiento integral del cuerpo. En lugar de aislar músculos individuales, se enfocan en movimientos que reclutan varios grupos musculares, incluyendo los músculos estabilizadores del core implicados directamente en el suelo pélvico. Esto ayuda a desarrollar una musculatura equilibrada y resistente.

- Mayor estabilidad y equilibrio: trabajan la estabilidad y el equilibrio, ya que se realizan en posiciones dinámicas y desafiantes. Esto ayuda a fortalecer los músculos estabilizadores, mejorar la propiocepción y reducir el riesgo de lesiones relacionadas con la falta de equilibrio.

- Aumento de la resistencia y la condición física: al combinar movimientos compuestos y cardiovasculares, los ejercicios funcionales pueden aumentar la resistencia y mejorar la condición física. Esto se debe a que se trabaja el sistema cardiovascular mientras se desafía la fuerza y la resistencia muscular.

- Quema de calorías y pérdida de peso: los ejercicios suelen ser intensos y requieren una mayor demanda energética, lo que puede ayudar a quemar calorías y contribuir a la pérdida de peso cuando se combinan con una alimentación saludable.

- Adaptabilidad a diferentes niveles de condición física: pueden modificarse los movimientos, las cargas y las repeticiones para adaptarse a las necesidades individuales, lo que los hace adecuados para principiantes y personas más avanzadas, independientemente de la edad que tengan.

Los ejercicios funcionales son altamente beneficiosos para fortalecer la musculatura implicada en el suelo pélvico de manera integral y global. En lugar de enfocarse únicamente en acciones aisladas para el suelo pélvico, los ejercicios funcionales trabajan el cuerpo en su conjunto, lo que contribuye a la activación y fortalecimiento de los músculos del suelo pélvico.

El enfoque integral de los ejercicios funcionales implica que los músculos del suelo pélvico se activan y fortalecen de manera natural y coordinada durante los movimientos funcionales. Esto es especialmente beneficioso, ya que los músculos del suelo pélvico trabajan en sinergia con otros grupos musculares, como los abdominales, los glúteos y los músculos de las piernas, proporcionando estabilidad y soporte a la pelvis y al core.

Al realizar ejercicios funcionales que involucran movimientos como las sentadillas, las elevaciones de glúteos, las planchas y otros ejercicios de cuerpo completo, los músculos del suelo pélvico se activan de manera natural para mantener la estabilidad y el equilibrio durante los movimientos. Esto ayuda a fortalecer la musculatura del suelo pélvico funcionalmente y en conjunto con otros grupos musculares, en lugar de aislarlos de forma independiente.

Además, los ejercicios funcionales pueden mejorar la coordinación y el control de los músculos del suelo pélvico al trabajar en diferentes planos de movimiento y desafiar la estabilidad del cuerpo. Esto contribuye a una mejor función del suelo pélvico en actividades diarias y deportivas, así como a una mayor conciencia corporal.

Un ejemplo de ejercicios funcionales es una plancha abdominal. Es la postura que puedes observar en la siguiente figura:

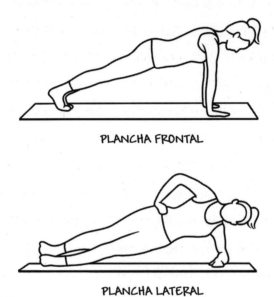

PLANCHA FRONTAL

PLANCHA LATERAL

Si tienes diástasis abdominal o algún tipo de hernia en el abdomen, ya sea inguinal o umbilical, evita hacer las planchas frontales y haz mejor planchas laterales (ver ilustración).

Ejemplos de ejercicios

Estos son algunos de los ejercicios que complementamos dentro de nuestro método de acompañamiento. Son necesarios al principio para estimular y tonificar toda la musculatura implicada en el suelo pélvico, ya que esta musculatura no debería trabajarse de manera aislada, sería un error.

Los ejercicios son los siguientes:

- Elevaciones de glúteos (*hip thrust*): este ejercicio se realiza acostada boca arriba con las rodillas flexionadas y los pies apoyados en el suelo. Levanta la pelvis, apretando los glúteos y manteniendo el abdomen contraído. Baja la pelvis y repite el movimiento. Este ejercicio fortalece los glúteos y promueve la estabilidad del suelo pélvico sin saltos.

- Zancadas (*lunges*): da un paso hacia delante con una pierna y flexiona ambas rodillas para que las dos piernas formen ángulos de noventa grados. Empuja hacia arriba con la pierna delantera para volver a la posición inicial. Alterna las piernas en cada repetición. Las zancadas trabajan los glúteos y las piernas, al tiempo que estimulan la estabilidad del suelo pélvico sin incluir saltos.

- Sentadillas clásicas: comienza de pie con los pies separados al ancho de las caderas. Flexiona las rodillas y baja el cuerpo hacia abajo como si te fueras a sentar en una silla, manteniendo la espalda recta. Luego, empuja hacia arriba con los glúteos y las piernas para volver a la posición inicial. Las sentadillas fortalecen los glúteos y las piernas, y también trabajan el suelo pélvico sin saltos.
- Planchas con elevación de pierna: adopta la posición de plancha, con los antebrazos apoyados en el suelo y los pies extendidos hacia atrás. Mantén el cuerpo recto y levanta una pierna hacia arriba sin doblarla. Baja la pierna y repite el movimiento con la otra pierna. Esta variante de las planchas activa los glúteos y el núcleo, incluido el suelo pélvico, sin saltos.

Recuerda siempre escuchar a tu cuerpo y adaptar los ejercicios según tus necesidades y capacidades. Es importante trabajar gradualmente y respetar tus propios límites, especialmente al principio de un programa de fortalecimiento del suelo pélvico. Por eso, siempre es recomendable hacer estos ejercicios acompañada, para obtener instrucciones específicas y personalizadas.

Aun así, te voy a regalar una rutina de ejercicios funcionales sencillita y para principiantes, una rutina Tabata que puedes seguir en el enlace de más abajo (recuerda calentar un poco antes de hacerla). Puedes bailar una canción y mover todo tu cuerpo para que esté preparado para la rutina. Practícala dos o tres veces a la semana, y si cambias los ejercicios, mejor, para que no siempre trabajes los mismos grupos musculares.

Haz siempre ejercicios que sean de cero impacto para tu suelo pélvico. Aquí te tienes la rutina Tabata, cien por cien respetuosa con tu suelo pélvico. Luego vuelve para seguir aprendiendo.

Esta es la diferencia con respecto al trabajo de la fisioterapia, donde hacen un trabajo centrado exclusivamente en la musculatura del suelo pélvico. Nosotras trabajamos de manera integral, abarcando todos los campos posibles y con una rutina diaria, no más de veinte minutos para aquellas mujeres que quieren acabar con la incontinencia.

Contamos también con un programa de formación, llamado Mente y Suelo Pélvico Academy, por el que ya han pasado médicos, matronas y fisioterapeutas para formarse con nosotras.

En la fisioterapia tradicional se trata la incontinencia desde la musculatura voluntaria y la involuntaria, con instrumentos en la mayoría de los casos. Tampoco abarcan el trabajo mental y tratan a la mujer como un ser pasivo que va a consulta para que le solucionen el problema, creando una dependencia, ya que, cuando los efectos de la terapia pasen, la mujer volverá a necesitar ir a consulta nuevamente.

Desde Mente y Suelo Pélvico damos el poder a la mujer y la convertimos en un ser proactivo, donde es ella la que va a adquirir y aprender un método efectivo que utilizará en su casa para terminar con la incontinencia.

Por ejemplo, tú ahora tienes una responsabilidad contigo misma, ya no debes obviar que puedes cambiar tu situación y la de otras mujeres.

Te lo digo porque ahora puedes poner en práctica lo aprendido aquí y, además, recomendar el libro para que otras mujeres puedan transformar su situación. Así que tú también puedes cambiar el mundo asumiendo esa responsabilidad. ¿Te apuntas?

Dímelo por el grupo y ponme también el nombre de alguien a quien quieras recomendar este libro.

RESUMEN

- Hacer ejercicio sin impacto y que sea respetuoso con el suelo pélvico.
- Trabajar ejercicios que estén implicados directamente en el suelo pélvico.

Clave 5

LA MENTALIDAD

A veces es evidente que el ego no quiere que nada cambie para poder seguir quejándose.

Eckhart Tolle

Te preguntarás cómo el estrés, las preocupaciones, el miedo y la ansiedad pueden afectar a cualquier tipo de incontinencia, estreñimiento o a la sexualidad. Estos factores psicológicos pueden tener un impacto significativo en la salud y el funcionamiento del suelo pélvico. Para aclarártelo, te adelanto los puntos más relevantes:

- Tensión muscular: el estrés y la ansiedad llevan a la tensión muscular generalizada en el cuerpo, incluyendo los músculos del suelo pélvico. Esta tensión a veces produce una contracción crónica e involuntaria de los músculos del suelo pélvico, lo que puede generar disfunciones como la hipertonía o el aumento del tono muscular.
- Disfunción de la micción: también influye en la función urinaria y aumenta la sensación de urgencia urinaria. Las emociones negativas a menudo desencadenan contracciones involuntarias de la vejiga, lo que puede llevar a la incontinencia urinaria de urgencia o a un aumento en la frecuencia de las micciones.
- Impacto en la función sexual: afectan a la respuesta sexual y a la función eréctil en los hombres. En las mujeres, el estrés y la ansiedad pueden provocar tensión en los músculos del suelo pélvico, lo que dificulta la excitación sexual y el disfrute del sexo. Esto puede resultar en disminución del deseo sexual y dificultades para alcanzar el orgasmo.
- Impacto en la digestión: tienen un efecto negativo en la digestión y el funcionamiento intestinal, y causar tensión en los músculos del tracto gastrointestinal,

contribuyendo al estreñimiento o a la diarrea, que a su vez puede afectar indirectamente la musculatura del suelo pélvico.

- Respuesta de lucha o huida: asimismo, el estrés y el miedo activan la respuesta de lucha o huida en el cuerpo, que implica una serie de cambios fisiológicos, incluida la tensión muscular. Esta respuesta afecta indirectamente a los músculos del suelo pélvico y contribuye a generar disfunciones como la hipertonía o el debilitamiento de la musculatura.

Es importante tener en cuenta que el estrés, las preocupaciones, el miedo y la ansiedad afectan a cada persona de manera diferente. Así, algunas personas experimentan una mayor sensibilidad en el suelo pélvico, mientras que otras padecen un debilitamiento muscular. Además, estas emociones pueden interactuar con otros factores, como la genética, el estilo de vida y las condiciones médicas preexistentes.

En el método de acompañamiento de Mente y Suelo Pélvico, se aborda la relación entre el estado mental y la salud del suelo pélvico. Se brindan estrategias para gestionar el estrés, la ansiedad y otras emociones negativas, así como técnicas de relajación y mindfulness que ayudan a reducir la tensión muscular y promueven un estado de bienestar general.

No lo dejes para mañana

Por otro lado, quiero hacer alusión a algo muy importante a nivel mental, pero ya habrás notado que he ido soltando píldoras sobre esto a lo largo del libro. Para mí, un concepto que es fundamental en cualquier propósito en la vida es el de aprender a no procrastinar.

Te explico este concepto a través de un ejemplo: cuando vas a hacer los ejercicios y dices: «Lo haré mejor por la mañana», pero a la mañana siguiente tampoco lo haces porque quieres preparar tranquilamente el desayuno, y te dices: «Mejor lo hago luego a mediodía». Y resulta que a mediodía tienes que preparar la comida y ya no te da tiempo: «Mejor lo hago esta tarde, que tendré un hueco». Llega la tarde y estás supercansada y te dices: «Total, para la hora que es, mejor lo hago mañana, esta vez sin falta». Y a la mañana siguiente, te levantas y tu mente te dice que cinco minutos más en la cama, que hace frío, o que hace calor; «mejor lo hago después», te dices, y así puedes pasarte la vida entera. Encima te entra un sentimiento de culpa terrible porque no los haces. Eso es procrastinar, dejarlo siempre para más tarde. Y es que tu mente no quiere que salgas de tu zona de confort, no quiere que cambies.

Cuanto más claros tengas estos conceptos que te cuento, mejor para ti y para tus resultados.

Por otra parte, existen tres conceptos maravillosos que podemos controlar, pero que no somos conscientes de ellos, todo lo contrario, somos esclavas. Tú puedes controlar tus pensamientos, tus emociones y tus acciones; se puede decir que, en esta vida, es casi lo único controlable.

El pensamiento te puede venir involuntariamente, otra cosa es qué haces con él y cuánta energía le dedicas para que se haga más grande o se diluya en tu mente.

Por ejemplo, el pensamiento te lleva a una emoción. Quiero que imagines que el día está nublado, y tú tenías pensado ir a la playa. Lo más frecuente es que digas: «Qué mala suerte, el día nublado», o «Vaya, siempre me pasa», o «Para un día que puedo ir», etc. Te empiezas a hablar mal y comienzas a sentirte fatal con ese pensamiento, porque ese pensamiento te está produciendo una emoción y esa emoción puede ser ira, frustración, tristeza o cualquier otra emoción negativa, porque no todos reaccionamos igual, aunque sean los mismos pensamientos. Ese pensamiento de «hace un día nublado e igual ya no puedo ir a la playa» te genera una emoción, y esa emoción te lleva a una acción. Esa acción puede ser quedarte en casa, por ejemplo, y tumbarte en el sofá, y no hacer nada ese día porque hace mal tiempo.

Le echas la culpa al día, cuando en realidad el día no lo puedes cambiar, lo único que está en tu mano es cambiar tu pensamiento sobre el día.

Tú le puedes dar una nueva dirección al pensamiento. De entrada, este está condicionado o automatizado en una dirección negativa: «¡Oh, qué faena!». Pero tú puedes reconducir el pensamiento y decirte: «Qué bien, ¡día nublado! Igual la playa está sin gente y la tengo para mí sola». Ese nuevo pensamiento te va a llevar a una emoción de ganas y felicidad por tener la playa para ti sola, sin que nadie te moleste, e incluso poder bañarte desnuda y libre en el mar. Que el día esté nublado puede ser una ventaja o una desventaja, depende de cómo tú lo interpretes, no del día en sí. Al final, el mundo que vemos es una interpretación de nuestros pensamientos y emociones.

Finalmente, el pensamiento de «tendré la playa para mí sola» te lleva a una emoción y una actitud proactivas, y eso es lo que quiero que hagas tú de cara a los ejercicios de tonificación. Porque por la mañana te vas a levantar y tu mente te va a decir: «Cinco minutitos más, que tengo sueño», y es ahí donde tienes que estar atenta y cambiar ese pensamiento para que te lleve a una emoción de energía y esta a la acción de hacer los ejercicios. Esto conlleva un entrenamiento, y también estar atenta. Por eso es algo que entrenamos en Mente y Suelo Pélvico.

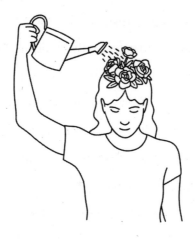

Porque, de siete días que tiene la semana, seis no vas a tener ganas de hacerlos. Pero tienes que hacerlos, dejando a tu mente como una radio que suena al fondo dando las noticias. Tu mente te va a decir que no lo hagas, que hace frío, que hace calor, que estás cansada, que tienes sueño. Mientras te diga eso, tú debes levantarte y realizar los ejercicios con la mente de fondo diciéndote todo esto, pero sin hacerle caso.

Esta sería otra técnica que, por supuesto, llamamos la técnica de la radio encendida.

A mí también me pasa: mi mente me dice que tengo sueño, y yo la dejo hablando mientras hago los ejercicios, y así todos los días. Soy yo la que controla mis pensamientos y no ellos a mí.

Esto es poner tu mente a tu favor. Es como montar a caballo y que sea este el que te lleve a todos lados; tú quieres ir a la derecha, pero el caballo te lleva hacia la izquierda. Pero si en realidad yo quiero ir a la derecha, ¿por qué dejo que me lleve hacia la izquierda? Pues porque el caballo te está gobernando a ti, y, aunque no lo creas, con la mente es así la mayoría de las veces.

Por eso es importante que tengas claro la importancia de la mentalidad porque puedes tener toda la información valiosa del mundo sobre el suelo pélvico, puedes ir a las mejores fisios del mundo, al mejor especialista y tener uno de los mejores métodos para acabar con la incontinencia, pero te aseguro que no conseguirás nada si no realizas el trabajo mental necesario.

Con el suelo pélvico tienes que trabajar la mente porque cuando se vaya la motivación —al acabar el libro o dentro de una semana—, si no la entrenas, lo acabarás dejando, y eso es lo que no quiero que pase. De modo que te estoy dando estas claves, pues solo con ellas mucha gente ha acabado con la incontinencia.

Así que cuando te levantes por la mañana, por favor, no te acuerdes de mí, acuérdate de que tu mente te va a poner todas las trabas y barreras del mundo para que no hagas los ejercicios, justificándose con las excusas más inteligentes y sutiles, incluso sibilinas; todas las que te puedas inventar.

Tengo alumnas que lo han logrado. Para ellas no ha habido excusas. Cuando hemos hecho un trabajo específico a través de vídeos para corregir posturas, alguna vez me lo han mandado desde el baño de la oficina porque no habían hecho la rutina por la mañana. Pero como son ellas las que mandan en su mente, han ido al baño del trabajo y han hecho la rutina allí.

Es brutal, y es que te cambia absolutamente la vida porque eres tú la que estás al mando de tu vida, eres tú la que gobierna tus decisiones, eres tú la que verdaderamente vas a hacer todo lo posible y más por cambiar la situación en la que estás.

Relación entre mente y suelo pélvico

El suelo pélvico y la mentalidad están conectados de varias maneras; de ahí nace el nombre de Mente y Suelo Pélvico. La mentalidad y el estado emocional pueden influir en la salud y en la función del suelo pélvico y, a su vez, las disfunciones del suelo pélvico suelen influir en la salud mental. Es un camino bidireccional en el que pocos profesionales de la salud han puesto el foco, por ello quiero mostrarte los diferentes aspectos que intervienen directamente en esta musculatura:

- Estrés y tensión: el estrés crónico y la tensión emocional contribuyen a la tensión muscular en todo el cuerpo, incluyendo los músculos del suelo pélvico. El estrés hace que los músculos se contraigan de manera involuntaria, lo que puede llevar a una disfunción del suelo pélvico, como la hipertonía o el dolor pélvico crónico. Por otro lado, la disfunción del suelo pélvico, como la incontinencia urinaria o el prolapso, también puede generar estrés y ansiedad.

- Conexión mente-cuerpo: existe una fuerte conexión entre la mente y el cuerpo, y esta relación se refleja en el suelo pélvico. La conciencia corporal y la capacidad de relajar y contraer los músculos del suelo pélvico pueden estar directamente influenciadas por la atención y la mentalidad. La práctica de la atención plena y las técnicas de relajación ayudan a mejorar la conexión mente-cuerpo y promover una mejor función del suelo pélvico.

Solo el ejercicio de ir sin bragas por casa, que recomendamos en el programa, ya hace que la mente haga nuevas conexiones neuronales con el suelo pélvico, y muchas mujeres dejan de tener escapes solo con este gesto.

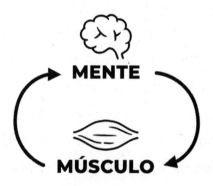

- Autoimagen y sexualidad: las disfunciones del suelo pélvico, como la incontinencia urinaria o el prolapso, pueden tener un impacto en la autoimagen y la confianza sexual. Esto genera ansiedad, preocupación y disminución de la satisfacción sexual. La salud mental y la actitud hacia el cuerpo y la sexualidad pueden influir en la relación con el suelo pélvico. Y tanto es así que hemos tenido alumnas con una inseguridad muy alta en relación con el sexo individual y de pareja, en el caso de la incontinencia, por miedo a los escapes durante la penetración. En cuanto a los prolapsos, hay mujeres que renuncian literalmente al sexo porque no soportan esa bolita que les sale o asoma en la vagina, dificultando la penetración y en muchos de los casos causando irritación y dolor.

- Enfoque positivo y autocuidado: adoptar una mentalidad positiva y centrarse en el autocuidado puede ser beneficioso tanto para la salud mental como para el suelo pélvico. Tener una actitud positiva hacia el cuerpo y la salud, practicar el autocuidado emocional y físico, y buscar el apoyo adecuado ayudan a abordar las disfunciones del suelo pélvico y promover el bienestar general. De ahí que en nuestras clases de mentalidad entrenamos a las alumnas para priorizar en ellas, y no en los demás. Si tú estás bien, darás a lo que te rodea lo mejor de ti.

Por eso siempre me ha parecido importante abordar tanto la salud mental como el bienestar del suelo pélvico de manera integral. Si tú estás pasando por disfunciones del suelo pélvico que afectan a tu equilibrio emocional, te recomiendo que te pongas en contacto con nosotras en cualquiera de nuestras redes sociales, @menteysuelopelvico en Instagram, y Mente y Suelo Pélvico en Facebook, YouTube y TikTok.

Busca el apoyo de profesionales de la salud especializados en suelo pélvico y que también abarquen el aspecto mental, para que tengas un enfoque completo de tratamiento y apoyo.

Aprende a controlar tu mente y acabarás con la incontinencia

¿Cómo poner tu mente a tu favor para que la rutina de fortalecer tu suelo pélvico sea para siempre? ¿Cómo es el flujo de pensamiento? ¿Cómo es y cómo influye en tu cuerpo, o más concretamente, en tu suelo pélvico?

Como ya he dicho, solo hay tres cosas que se pueden controlar en esta vida, eso sí, no te lo tomes al pie de la letra porque, si tienes tendencia a controlarlo todo, te costará creer esto.

Siento decirte que no puedes controlar lo que va a pasar en el trabajo, ni en casa, ni puedes controlar a tus hijos, a tus padres o a tu pareja.

Podría hacer una lista de cosas que creemos que podemos controlar, y es que a las mujeres nos han educado social y culturalmente para que controlemos todo, tan solo por el hecho de ser mujeres.

Demasiado peso encima, con frases como «mujer precavida vale por dos». Es un peso que nos hemos creído y al final trae muchos problemas a nuestras emociones. Venimos todas de ahí, de esa cultura de creer que lo controlamos todo, pero la realidad es que no se controla casi nada. Porque solo se pueden controlar tres cosas en este plano de la realidad, que son tus pensamientos, tus emociones y tus acciones. Tengo que decirte primero que los pensamientos son involuntarios, pero una vez te vienen tú puedes elegir si dedicarle energía a ese pensamiento o no. Por eso a partir de ahora deberías convencerte de que no podemos saber lo que piensan los demás, eso es una osadía. Solo podemos saber lo que pensamos nosotras.

Quiero ponerte un ejemplo de por qué los pensamientos son involuntarios. Imagina que estás en la calle y pasa alguien. Si ese alguien es una persona atractiva para ti, tu pensamiento involuntario será: «¡Qué persona más guapa!». Tú no estás esperando que pase alguien para pensar esto concretamente, sino que ese pensamiento te invade de manera involuntaria. Por ello, la mayoría de tus pensamientos son involuntarios, suceden en tu mente como una película que se pone automáticamente en la televisión.

Otro tema es, una vez que se genera ese pensamiento, qué hago yo con él, y es ahí donde empieza el autocontrol de tu mente. Y es que normalmente no sabemos que podemos tener el control de nuestra mente. Nadie nos ha enseñado a pensar. Quieren que nos empoderemos como mujeres, pero no nos dan herramientas para ello. Nadie nos enseña cómo gestionar nuestra mente para controlarla y poder elegir conscientemente y no de manera involuntaria o automatizada. Una forma de empezar a controlar tu pensamiento es no invertir energía en él si va en contra de tus objetivos. Te digo esto porque si tienes un pensamiento y le dedicas mucha energía, y lo haces muy grande, este te lleva a vivir una emoción en correlación con ese pensamiento.

Por ejemplo, si tienes un pensamiento y es de noche, y estás sola en medio de una calle desierta, algunas farolas están apagadas y se oyen ruidos a lo lejos, tu imaginación te puede jugar una mala jugada. ¿Qué emoción crees que puedes tener a continuación?

Exacto, puedes sentir miedo. Por eso, un pensamiento te lleva a una emoción, y después de la emoción se puede pasar a la acción. Cuanta más energía inviertes en el pensamiento, más fuerte se experimenta la emoción. Si cuando estás en esa calle das rienda suelta a tus pensamientos, te puedes montar una película muy bestia. El miedo nos hace reaccionar de diferente manera a cada persona, activando la huida, el ataque o la paralización. Pero supongamos que en este caso optas por huir y echas a correr para buscar una calle con más luces y más transitada, o llamar un taxi. Además, esa emoción la experimentas en el cuerpo, a nivel físico. Por ejemplo, en España usamos la expresión «cagarse de miedo» porque en algunos casos se llega a que los esfínteres se aflojen. Entonces, tienes un pensamiento involuntario, experimentas una emoción y esta te lleva a una acción, ya sea quedarte quieta o salir de allí a toda prisa, en el caso del ejemplo anterior. Si no le das energía al pensamiento de «estoy sola en la calle y es de noche», puedes pasar rápido a otra cosa e impedir que la emoción te lleve al miedo y no experimentar físicamente esta emoción. Con lo cual no te llevará a ninguna acción, simplemente seguirás tu camino y tu mente continuará sumida en otro flujo de pensamientos que te harán tener el control.

¿Cómo influye todo esto en el suelo pélvico?

La mente influye en las veces que vas al baño, es decir, hay mujeres que van al baño más de nueve veces al día «por si acaso». Esto les puede pasar a las mujeres con vejigas hiperactivas o incluso con incontinencias de urgencias. En estos casos se va más de lo normal al baño; la media de micciones diarias está entre tres y siete veces. Hemos tenido alumnas que iban al baño en su trabajo hasta en dieciséis ocasiones. Eso solo de día; por la noche, hasta seis veces, interrumpiendo así su descanso. Aprovecho para recordarte que levantarse por la noche a hacer pis no es normal. No deberíamos levantarnos ninguna vez. Esta alumna en concreto se llama Lidia y es comercial, por lo que trabajaba en la calle, siempre en el coche, para ir a visitar a clientes. Hacía largos recorridos y conocía todas las áreas de servicio donde bajarse para hacer pis y que no tuviera que consumir nada a cambio de utilizar el baño. Lidia nos contaba que en los bares de la ciudad era más sencillo, siempre iba a los mismos y simplemente saludaba y ya sabían que pasaba al baño. Además, como sentía mucha vergüenza, iba a un mismo bar solo una vez al día para que no pensaran que era una «meona», como ella se llamaba. Decidió acabar con esa situación entrando en uno de nuestros programas de acompañamiento, porque pasaba por momentos muy desagradables. Una vez nos contó que llevaba una bolsa de plástico en el asiento por si tenía algún escape en carretera no mojar el asiento. Por la noche no descansaba, ya que se levantaba unas seis veces, y cuando dormía bien solo se levantaba tres. Lidia, después de poner en práctica nuestro método, aprendió a manejar sus pensamientos, al mismo tiempo que fortaleció su suelo pélvico. Así, consiguió dormir la noche de un tirón e ir al baño nueve veces al día. Todo esto le pasaba porque no controlaba sus pensamientos de «no llego al baño y me haré pis». Estos flujos de pensamientos le producían emociones de miedo y ansiedad, e iba al servicio más veces de lo normal, y, al no tener tonificado el suelo pélvico, no podía evitar que se le escapara el pis. En el caso de otra alumna que tenía vejiga hiperactiva, Rosa, descubrimos a través de un diario miccional que, en su horario laboral, iba más de doce veces al baño. No tenía escapes, nunca se le escapaba pis, pero sí iba continuamente al servicio.

En el estudio de su flujo de pensamiento se descubrió que, cuando su jefe llegaba a la oficina, su frecuencia de ir al baño aumentaba. Si su superior estaba en alguna reunión, a Rosa no le daban tantas ganas de ir al baño. Su mente estaba más en calma y con el foco puesto en el trabajo.

Tomó conciencia en su diario miccional, ya que tenía que apuntar la hora a la que iba a hacer pis, en qué lugar se encontraba, qué estaba pensando en ese preciso instante, qué emoción sentía o qué cantidad de pis hacía, entre otras cosas. Ella misma observó que sus pensamientos, cuando estaba su jefe, eran de no sentirse válida, de que las cosas le iban a salir mal y él podía enfadarse con ella. Esos pensamientos la tenían en un estado continuo de miedo y ansiedad. Rosa nos contaba que esa ansiedad y ese miedo se presentaban solo cuando el jefe se encontraba en la oficina. Lo que le sucedía es que cuando tenía un pensamiento, por ejemplo, «mi jefe está cerca, puede llegar la bronca», e invertía energía en ese pensamiento, sentía ansiedad, y eso hacía que su cuerpo generara más cortisol, lo que le producía las ganas de ir al baño. El cortisol es enemigo directo de nuestra musculatura. Las personas estresadas a menudo no pueden ni mover el cuello porque están contracturadas; en este caso lo identificamos fácilmente. Pero ¿por qué no va a pasar igual en la musculatura del suelo pélvico y las ganas de ir al baño?

Quiero que sepas que pasa lo mismo con la sequedad vaginal y el flujo de pensamiento. Si en algún momento has tenido una experiencia de dolor en la penetración, es probable que generes ese pensamiento en el cual relacionas sexo y dolor, y no sexo y placer. En estos casos te preguntarás por qué duele, e invertirás energía en ese pensamiento. Así, cuando tengas relaciones sexuales, sobre todo en los momentos previos, puede que pienses en si estarás mojada o no, cuando tendrías que estar disfrutando y no pensando. Tu mente entrará en ansiedad anticipatoria, cavilando si te va a doler esta vez o no. Y cuanta más energía le dedicas a ese pensamiento, más grande se hará y menos mojada estarás. Entonces, la emoción será el miedo al dolor.

Tu mente te va a proteger del dolor. ¿Y cuál será la acción después de ese pensamiento y esa emoción? Pues la acción será que tu vagina se cierra. Te aseguro que, si eso ocurre, ahí no entra ni un alfiler. ¿Entiendes ahora cómo influye la mente en tu cuerpo y en las acciones o decisiones que vas a tomar? Te lo explico con otro ejemplo porque quiero que integres bien este concepto, ya que, si lo haces, tu vida cambiará para bien. Aunque no te guste el fútbol, seguro que has visto alguna vez un partido. Supongamos que un futbolista tiene el balón y viene el contrario a hacerle falta; aquel cae al suelo por el golpe recibido, pero el árbitro no penaliza la acción por lo que sea. El futbolista agredido piensa en ese momento que el árbitro no pitó la falta porque está a favor del otro equipo y, por ese motivo, empieza a dedicarle energía a ese pensamiento.

El juego continúa y el jugador sigue alimentando la idea de que el árbitro está en contra, lo que genera una emoción que no le va a favorecer nada en el partido, ni a él ni a su equipo. Puede ser frustración, enfado, ira, etc. Cuando sufra otra falta y el árbitro no la pite, ¿qué crees que hará? Exacto, tomarse la justicia por su mano. Recuerda, un pensamiento te lleva a una emoción y esa emoción, a una acción.

Otro ejemplo: vas en el coche y le das rienda suelta a la sospecha de que tu pareja no ha hecho lo que le has pedido, y empiezas a darle vueltas en tu cabeza. Seguro que llegas y no está la cena preparada, mira que le dije que preparara la cena, que se lo dije tres veces a mediodía, igual pasó la última vez… Vas metiéndole energía a ese pensamiento de que tu pareja te ha fallado.

¿Qué pasa cuando llegas a casa? Pues que no le vas a dar un beso, ya te lo adelanto, porque ese pensamiento te está generando la emoción de ira, de ira y de frustración. Tu mente echa fuego, y seguro que, cuando llegas a casa, al abrir la puerta te salga un dragón por la boca y sueltes cosas como «siempre me haces lo mismo». La realidad es que tu pareja no te está haciendo nada, eres tú la que has elegido tener esa clase de pensamientos y también estás eligiendo vivir y sentir esa emoción; aunque sea de manera inconsciente, lo estás eligiendo.

Aquí está lo interesante y la gran pepita de oro, pues, ahora que tienes estos conocimientos, sabes que eres responsable de ti misma, de los pensamientos que eliges potenciar. Eres responsable de tus emociones y de tus acciones porque no puedes saber qué está pensando tu pareja, es imposible, ni un psicólogo ni un psiquiatra son capaces de saber qué está pensando su paciente, por muy buenos que sean.

Porque nadie puede saber qué está pensando el otro, solo sabemos lo que estamos pensando nosotros.

Así que, por mucho que pienses que eres un poco bruja, o adivina, siento decirte que te engañas a ti misma porque tú y todos somos pura proyección de nosotros mismos. Estamos siempre proyectando en el otro lo que nosotros haríamos o lo que no nos atrevemos a hacer, y tenemos que responsabilizarnos de qué pensamientos se eligen y cuánta energía inyectamos para que nos lleven a una emoción u otra.

Tipos de pensamiento

Ahora quiero que descubras cómo clasificar tus pensamientos porque te ayudarán a dar claridad a tu vida. Quiero que conozcas cuatro tipos de pensamiento hay algunos más, pero lo mejor es que empieces a practicar de manera sencilla.

Después de lo aprendido en el apartado anterior —que un pensamiento con mucha energía te lleva a experimentar una emoción, y esta emoción te lleva a realizar una acción—, ahora vas a diferenciar entre cuatro tipos de pensamientos. Aprenderás a «jugar» para que no te enredes en ellos y salir así del pensamiento automático que nos mete en esa energía inconsciente.

Estos cuatro pensamientos son los negativos, los positivos, los inútiles y los útiles. Insisto en que debes tomártelo como un juego, ¿vale?, porque no hay ni pensamientos negativos ni positivos, solo el enfoque que tú les des. Pero para que lo aprendas de manera sencilla y divertida, te lo presento así.

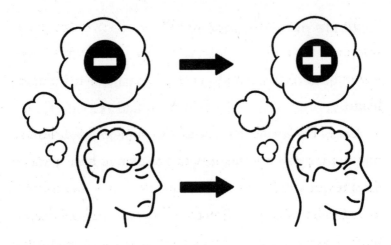

Pensamiento negativo

Imagina que estás de vacaciones en la playa y has quedado ese mismo día con tus amigas. Te asomas por la ventana para ver el tiempo y está totalmente nublado. «No me lo puedo creer, tenía que nublarse hoy» (pensamiento negativo); «precisamente hoy, que es el único día que tengo para estar con mis amigas» (más gasolina al pensamiento). Podría seguir con otras frases típicas como «vaya mala suerte», «¿por qué precisamente hoy?», etc. Como si todo se pusiera en tu contra y tú fueras una víctima de lo que está sucediendo, te crees el centro del universo y el día solo está nublado para ti.

Tu pensamiento sigue haciéndose más grande y piensas que ahora no vas a poder ir a la playa, que vaya faena, y sigues echando gasolina a ese pensamiento del día nublado.

Coges el teléfono para llamar a tus amigas y decirles que no vas a la playa porque mira tú qué tiempo hace, para un día que quedamos, con todo lo que hacía que no nos veíamos. Esa llamada retroalimenta el pensamiento del día nublado y genera la emoción de frustración, ira y mal rollo.

Esa emoción te lleva a una acción, que es suspenderlo todo, y estar seguramente cabreada todo el día, con una frustración increíble a causa del pensamiento negativo.

Pensamiento positivo

Ahora vamos al mismo escenario, pero parando el modo automático y eligiendo qué pensar. Te levantas, te asomas por la ventana y ves que el día está nublado. El pensamiento automático es el aprendido a lo largo de tu vida, y será «no me lo puedo creer, el día está nublado». Nos han educado así, la mayoría de las personas son negativas, pero cuando descubres que puedes elegir qué pensar, entonces todo cambia. Porque ahora eliges parar el pensamiento automático y no invertir energía. Entonces puedes pensar: día nublado igual a playa entera para mí y mis amigas, ¡qué estupendo!, la playa para nosotras solas. Podremos hacer topless porque no va a haber nadie, o correr desnudas si queremos, leer y bailar sin que nos molesten las demás personas. No vamos a tener gente hablando al lado, ni la música alta, ni una pelota molestándonos; la playa solo para nosotras. Llamas a tus amigas y les cuentas todo esto, diciéndoles la suerte que tenéis del tiempo que hace.

Si te das cuenta, es la misma situación, pero aquí has decidido no pelear contra lo que está sucediendo fuera, una variable no controlable, el tiempo. El ser humano no puede controlar el tiempo, no tiene la capacidad de hacer que llueva o que haga sol. Tu jefe es una variable no controlable, tú no puedes controlarlo, ni tampoco sus pensamientos. Tampoco puedes controlar a tu pareja, ni a tus hijos, amigos, etc. Entonces ¿para qué te preocupas si no lo puedes controlar? Mejor ocúpate de elegir los pensamientos adecuados para que te sumen y no te resten en la vida. La única variable controlable eres tú, no puedes controlar otra cosa en esta vida que a ti misma.

Dedícate a clasificar tus pensamientos y elegir si inviertes en ellos energía o no. Normalmente estás en piloto automático, pero luego te toca elegir qué hacer con eso porque tú tienes el poder de elegir con qué pensamiento te quedas y qué emoción vives para tomar una decisión u otra.

Pensamientos inútiles y pensamientos útiles

Los pensamientos inútiles y los pensamientos útiles están asociados al pasado, al presente y al futuro. Un ejemplo de pensamiento inútil es el de «si abro el grifo, se me va a escapar el pis». Es un pensamiento inútil porque no lo sabes con seguridad, sobre todo si estás ya en el camino de poner fuerte tu suelo pélvico.

Otro ejemplo de pensamiento inútil es cuando los futbolistas dicen: «El domingo vamos a ganar». Es un pensamiento inútil porque eso no se puede saber, ya que hay muchas variables que no controlan, como el tiempo, el árbitro, el equipo contrario, las decisiones del entrenador, etc. Si seguimos con el mismo caso, pensar que van a perder también es un pensamiento inútil por todo lo descrito antes. Todo lo que se proyecta al pasado es más inútil todavía, pues el pasado no podemos cambiarlo. Por ejemplo, si hubieras quedado con tus amigas el jueves en vez del sábado, no habríais tenido el día nublado. Es un pensamiento inútil, ya que no se puede cambiar.

Si no hubiera discutido con mi pareja, ahora estaríamos juntos: pensamiento inútil, porque no se puede viajar al pasado para cambiarlo y, además, tu pareja es una variable no controlable. Porque si tú lo ves de manera negativa, lo que vas a tener son emociones melancólicas, de tristeza, de ira o de remordimiento. Lo que sí está en tu mano es modificar cómo te tomas la situación en sí y dejar de ocupar la mente en algo que no puedes cambiar. Lo aceptas y lo dejas ir con mucho amor hacia ti y hacia la situación, pero siempre desde el presente. El pensamiento útil, por el contrario, es aquel al que yo puedo darle una utilidad. Por ejemplo, ¿qué hago de cenar esta noche?, porque puedo anticipar lo que voy a hacer. Si no tienes nada en la nevera, irás a hacer la compra, por lo que le estarás dando utilidad a ese pensamiento para poder tener comida para la noche.

Otro ejemplo: si te vas a casar y ya tienes fecha, pensar en la boda no son pensamientos inútiles, ya que un evento así lleva muchos preparativos, desde el sitio hasta los invitados o el menú. Claro que puedes improvisar, pero muy poquito, con las variables no controlables tipo el tiempo que va a hacer y poco más. Insisto en que tanto los pensamientos inútiles como los útiles siempre tienen que estar asociados al tiempo pasado, presente y futuro. Los inútiles normalmente se proyectan al futuro y, como no se sabe qué va a pasar, suelen generar ansiedad o incertidumbre por esa falta de control. Por ello, deja de poner energía en pensamientos que no sirven salvo para crearte emociones que no te suman. Sin embargo, los pensamientos que están dirigidos hacia el pasado nos generan angustia o melancolía, y, ya sabes, para qué proyectar esos pensamientos al pasado si no podemos cambiarlo. También hay personas que piensan en el pasado y en el futuro a la vez, y ahí ya podemos entrar en un conflicto psicológico. Sería un tratamiento más para derivar a una psicoterapia. Así que te propongo una tarea. Ya sabes que mi intención es que este libro te resulte práctico, así que quiero que empieces desde ya a observar con mucho cariño y sobre todo con cero juicio, qué pensamientos tienes.

Tuve una alumna que empezó a poner en el chat privado del programa de acompañamiento que llevaba todo el día con pensamientos negativos. «Vaya m***** —decía—, es que no pienso en otra cosa que no sea en lo negativo». Ella no había interiorizado la parte de observarse con cariño y sin juicios, y entró en un autoengaño que no le convenía nada.

Y es que esto no se cambia en un día, ni en dos, ni en tres, ni en una semana, ni en un mes, sino que es al cabo de unos cuantos meses cuando podemos empezar a ver cambios sustanciales. Esto que te propongo es un entrenamiento mental. Se entrena igual que la musculatura del suelo pélvico y, además, es necesario para empezar a controlar tu incontinencia. Es importante la práctica, ya que solo con leer no vas a cambiar tu mente. Tienes que ponerlo en práctica porque ahora eres una mujer más sabia por tener esta información, pero serás cero experimentada si te quedas en la teoría. Tienes que convertirte en una mujer con experiencia, y si quieres que eso suceda, te doy un truco. Para que la información pase por ti, no solo tú por ella, debes contárselo a alguien; es una manera supersencilla para retener mejor la información. Te recomiendo que empieces por tu pareja, porque así le dejarás de decir: «Me estás haciendo enfadar». Tu pareja no tiene el control sobre tus emociones, es lo que te he explicado en esta clave: la que está eligiendo enfadarse eres tú.

Recuerda que estás delegando en tu pareja la capacidad de hacerte enfadar. Le estás dando el poder de hacerte enfadar. Pero si ahora viene tu pareja y empieza a hablarte acaloradamente, con reproches y demás, gracias a los conocimientos que ya tienes, puedes observar el pensamiento que te está viniendo y dejarlo pasar como las nubes cuando las empuja el viento. De esta manera, no te quedas con ningún pensamiento negativo ni le dedicas energía.

Después de estos aprendizajes, ya no sirve eso de «me hiciste llorar», nadie tiene el poder de hacerte llorar, nadie.

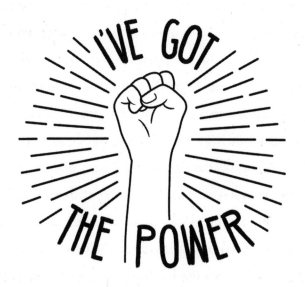

Porque si las únicas tres cosas que podemos controlar son nuestros pensamientos, nuestras emociones y nuestras acciones, la otra persona no puede hacernos enfadar, ni hacernos llorar; nadie puede hacernos daño emocionalmente si tenemos ese poder. Quiero que seas consciente de esto, porque te dará un nivel de gestión y control sobre ti misma brutal.

Entérate de que tienes el control de tus pensamientos, de tus emociones y de tus acciones, y si alguien que no te conoce de nada te dice que eres la peor mujer del mundo, ya sabes cómo actuar. Porque esa persona está proyectando en ti su sombra, su frustración o su propia historia no resuelta.

Ahora bien, tú eliges qué hacer con los pensamientos que te vienen mientras esa persona te increpa. Si te desentiendes de lo que está diciendo, te darás cuenta de que no dedicas energía a esos pensamientos que te producen los insultos, sino que los dejas ir, manteniendo el control de ti misma. No le estás dando el poder para que el insulto te afecte. No estoy segura de si te hago un favor o no contándote esto porque ahora te toca ser responsable de lo que sientes y de cómo actúas. Ya no vale decirle a tu pareja o a tus hijos: «No me hagas enfadar» o «me estás haciendo llorar». Estaría bien que, a partir de ahora, dijeras: «Me estoy enfadando» o «estoy eligiendo ponerme así», porque no depende de la otra persona; eres tú quien elige cómo vivir esa situación. Puede que incluso estés medio enfadada ahora mismo, o que no te esté gustando esto que lees, y es normal, pues entrenar tu mente es un acto de responsabilidad. ¿Te imaginas que todo el mundo supiera esto desde pequeña? Te aseguro que el mundo sería un lugar mejor si nos enseñaran a pensar, y dejaríamos de ser esclavas emocionales de cualquier persona que se nos ponga delante.

Pero esclavas emocionales no solo en cuanto a cosas que no nos gustan, esclavas emocionales en muchos más asuntos. Porque si te dicen todo el rato lo guapa que eres, lo maravillosa que eres o lo responsable y buena gente que eres, también te puedes convertir en esclava emocional de quien te lo dice. Está bien que nos digan cosas, pero tenemos que tener claro quiénes somos para que cuando nos digan ese tipo de cosas no salgamos de nuestra esencia. Que nada ni nadie nos doble el eje, ni para el lado de la luz deslumbrante, que nos puede dejar obnubiladas, ni para el lado de las sombras, donde pueden apagar nuestra luz.

No olvides jamás que el interruptor está en tu interior y eres tú quien lo apaga o lo enciende, quien deja de dar el poder a lo de fuera. ¿Cómo se entrena entonces la mente? Pues ahora te lo explico para que empieces desde ya, porque primero quiero que te convenzas de que el cerebro se puede entrenar. Así como vas al gimnasio a ejercitar tus músculos y necesitas un tiempo prudente para ver resultados, con el entrenamiento mental ocurre exactamente lo mismo. Por eso, no te vayas a rendir en el primer intento. Ya solo con ser consciente de tus pensamientos y emociones, has dado un gran paso; luego, solo falta entrenar. De modo que no esperes a entrar en una discusión o en un conflicto. Empieza a practicar cuando vayas en transporte, estés conduciendo o no. Cuando estés en momentos contigo misma o en el trabajo, observa entonces tus pensamientos, elige uno y dite a ti misma: «Acepto que estoy pensando esto», «me perdono» (si no te gusta), «doy las gracias» y «te dejo ir, pensamiento». Puede que estés pensando que estoy un poco maraca, pero te aseguro que mis alumnas, después de practicar, han conseguido cambios maravillosos con sus parejas, hijos o amigos. Haz lo mismo si es una emoción, si no te has percatado de qué estabas pensando y ya estás viviendo la emoción, entonces haces exactamente lo mismo: acepto esta emoción, me la permito y la dejo ir. Siempre y cuando sea una emoción que no te sume, sino que te esté restando. Digo esto porque no hay emociones malas ni buenas. Pero ya hablaré de ello más adelante.

Esta técnica tiene que ir acompañada de la respiración profunda, que no es otra cosa que llenar tus pulmones de aire y llevarlo casi a tu abdomen para relajar bien la zona del diafragma. Coge aire, aceptando el pensamiento y perdonándote si es un pensamiento que no te suma, y da las gracias mientras sueltas el aire y dices en tu mente: «Te dejo ir», así las veces que necesites, pero con tres suele ser suficiente. Esto no se consigue en un día, ni en dos; es un entrenamiento y habrá veces en que digas: «Acabo de entrar en una discusión y no me he dado ni cuenta», sabiendo que lo has elegido tú, y te perdonas. Porque no te puedes juzgar, y culparte por pensar de tal manera no es justo; ya te digo que eres inocente, no hay culpables. Los culpables son los que cometen un delito y eso lo determina un juez, no una pareja, un hijo, un padre, una madre, un amigo o un desconocido.

Si alguien viene con la intención de soltar barbaridades por la boca y estás lo suficientemente entrenada, no vas a dejar que te afecte. Ahora ya sabes que tú puedes elegir si algo te afecta o no, y no ceder el poder al otro sobre tus pensamientos, tus emociones y tus acciones. Además, si esto lo compartes con tu pareja, es supervalioso, porque tu pareja, de vez en cuando, te hará de espejo donde reflejar tu ego. El personaje de Hulk, que se convierte en un hombre verde musculoso y lo destroza todo, es una metáfora preciosa porque, en realidad, se ve cómo permitimos que la ira crezca dentro de nosotros y, según cómo dirijamos esa emoción, podemos utilizarla para el bien o para el mal. Y es que no hay emociones negativas ni positivas, ni siquiera los pensamientos son buenos o malos. La cuestión es a dónde diriges las emociones y a dónde diriges esa energía de la ira, porque la energía de la ira mal dirigida puede causar destrozo y bien dirigida puede salvar vidas. La manera de relacionar esto con tu suelo pélvico es la siguiente: si vas a hacer los ejercicios, como por ejemplo los Kegel, tendrás que dominar tu mente.

Primero para no fallar ni un día en hacer los ejercicios, y si fallas alguno, perdónate y déjalo ir, y hazlo con amor hacia ti.

Cuando empieces a conseguir resultados y lleves unas semanas sin el salvaslip o la compresa, y salgas a pasear y tengas algún tipo de escape, aunque solo sea una gotita, te surgirán pensamientos como «esto no vale para mí», «esto al final no era cierto», «no llego al baño», «si no me levanto por la noche, me lo hago encima». Si les añades energía a estos pensamientos, se harán más grandes, pasarán a ser una emoción que será de frustración o de falta de valía —«yo no puedo»— y te rendirás. No dejes que pase eso porque ya tienes este entrenamiento mental.

Mis alumnas en el programa de acompañamiento lo entrenan a diario y comparten sensaciones en el grupo privado de Telegram. Así, aprenden unas de otras y se apoyan cuando flaquean.

Si tus pensamientos te generan ansiedad o te tienen en situación de estrés, generas cortisol, que hace que tus músculos no funcionen igual de bien. Recuerda que el suelo pélvico es un músculo más. Los deportistas de alto rendimiento entrenan la mentalidad por este mismo motivo, para no generar cortisol y poder dominar y gestionar los pensamientos y que no les sumen en la apatía y les hagan bajar su rendimiento, o que pierdan el control, afectando así a los resultados de la competición. Con mis alumnas de acompañamiento de Mente y Suelo Pélvico utilizamos los pensamientos disruptivos. Estos son de gran utilidad para sacarte de un pensamiento obsesivo como el de no llegar al baño a tiempo. Hay mujeres que, con solo meter la llave en la puerta de casa, ya se hacen pis encima; otras, al aparcar en el garaje, y otras, al abrir el grifo de casa. Tuve una alumna que se le escapaba el pis cada vez que veía llover. En todos estos casos lo mejor es el pensamiento disruptivo, que no es otra cosa que generar un pensamiento que no tiene nada que ver con lo que está sucediendo en ese momento.

Por ejemplo, una de mis alumnas, que sufría pérdidas nada más meter las llaves, cuando introducía las manos en el bolso pensaba que, en vez de las llaves, iba a sacar un fajo de billetes, y eso le hacía romper el patrón antiguo de pensamiento. Cuando a tu mente esto ya no le parezca disruptivo, cambia a otro pensamiento. Esta misma alumna, cuando su mente ya no se sorprendía con el billete de quinientos, pensaba que abría la puerta con un pene de plástico. Le daba así energía a ese pensamiento, imagina lo bien que se lo pasaba antes de entrar a casa. El siguiente paso no es ir al baño inmediatamente, el siguiente paso es hacer tiempo antes de ir, y siempre hacerlo progresivamente.

El primer día que llegues a casa, dale un beso a todos los que estén, y si no hay nadie, pues vas a la despensa, miras los alimentos y luego vas al baño. Al día siguiente le sumas encender la tele, y así vas añadiendo acciones para que seas tú quien controle tus ganas de hacer pis y no al revés. Tuve otra alumna que trabajaba de comercial y utilizaba los pensamientos disruptivos para no tener que estar con miedo por si no encontraba un baño cerca. Por ejemplo, se imaginaba a la persona que estuviera a su lado desnuda, sin depilar, da igual hombre o mujer, y con sus genitales llenos de harina y mermelada. Eso le sacaba de los pensamientos obsesivos de hacer pis. Otras alumnas que se levantan por la noche varias veces a hacer pis hacen algo parecido. Tuve una que se levantaba seis veces, apenas descansaba, su vida era un continuo cansancio y mal humor. Lo primero que le dije fue que durmiera sin bragas; lo segundo, que pusiera empapadores debajo de la sábana, y lo tercero, que se hiciera pis en la cama. Por supuesto, nunca lo hizo porque, tras tonificar el suelo pélvico, ya no tuvo más pérdidas de orina y, si se despertaba, simplemente cambiaba de postura y se decía para sí misma que daba igual si se hacía pis porque era su cama y además tenía los empapadores. Por supuesto, nada de esto vale sin que también trabajes la musculatura del suelo pélvico. Se trata de mente y suelo pélvico a la par, por separado no hay resultados. En cuanto a pensamientos disruptivos, las abuelas son unas maestras, te lo cuento por si todavía te queda alguna duda. Las abuelas y algunas tías muy sabias saben cómo calmar a sus sobrinos. Cuando un niño o una niña llora por una rabieta porque se les ha antojado algo, se vuelven obsesivos y normalmente no hay manera de sacarlos de esos pensamientos y emociones hasta que no pasa un buen rato y se calman. Pero las abuelas, cuando los ven así, siempre utilizan sin saberlo un pensamiento disruptivo.

Por ejemplo, el niño quiere una piruleta y llora porque no se la compran. Grita: «¡Piruleta, piruleta!», hasta que la abuela le dice: «Mira, un pajarito azul volando», y el niño milagrosamente deja de llorar y pasa a un llanto sutil mientras busca el pajarito. Si el niño invierte el tiempo suficiente buscando el pajarito, cambiará de emoción, si no ya se encargará la abuela de decirle: «Mira, ahora dos pajaritos, uno verde y otro azul…».

De toda la vida, lo que llamamos distraer al niño, que es lo que tienes que hacer tú cuando te vengan las ganas imperiosas de hacer pis: buscar esa distracción que te quite las ganas.

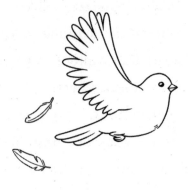

He aquí cómo tú también puedes cambiar tus pensamientos y empezar a dejar de hacer pis «por si acaso» y de ir tantas veces al baño o levantarte por las noches para orinar. Es importantísimo para la recuperación del suelo pélvico que los pensamientos que elijas sumen y no que resten. Esto en relación a tu vida y a tu suelo pélvico, porque no están separados. Porque una persona que se levanta por la mañana, se mira al espejo y se dice: «Estoy horrible, vaya cara que tengo hoy, estoy cansada y me duele todo», y al día siguiente: «Vaya cara, qué ojeras, vaya pelos, qué pocas ganas de trabajar hoy», y al día siguiente lo mismo, y así cada día, ¿cómo crees que vive esa persona?, ¿feliz o triste?

Si todos los días de su vida se dice eso al mirarse al espejo, está claro que muy bien consigo misma no está. ¿Cómo crees que reacciona su mente y su cuerpo ante el ejercicio o ante lo que los demás le dicen?

Cada cultura tiene un sentido de la belleza, pero si te sales de ella y coges las riendas de ti misma, y todos los días por la mañana, independientemente de cómo sea tu cara o tu cuerpo, te miras en el espejo y te dices: «Madre mía, vaya cara bonita que tengo, vaya boca, qué sonrisa, hoy me como el mundo», y te das las gracias por un día más, ¿cómo crees que vas a salir a la calle? ¿Cómo comenzarás tu jornada? Si antes de salir a la calle ya has dado las gracias por un día más en esta vida, por esos hijos que tienes, por tu pareja, por tu padre, por tu madre, por tus hermanos, por tu trabajo, y si estás en paro, por ese tiempo que tienes para estar contigo misma, y te levantas al día siguiente y lo comienzas otra vez mirándote al espejo y diciéndote: «Vaya cara que tengo, soy un pibonazo, es que me besaría a mí misma en el espejo, gracias, Dios mío, por esta vida, por un día más, por la pareja que tengo, por los chicos que tengo, por los padres, por mis hermanos, por este trabajo tan maravilloso, por este tiempo tan fabuloso», y al día siguiente lo mismo, ¿cómo crees que será tu vida?

No se trata de hacer el loro porque lo tengas escrito en un papel y lo repitas todos los días. Eso no sirve para nada, tienes que sentirlo desde la barriga para arriba, si no, entonces no lo estás haciendo bien.

Tu mente no es tonta, el ego no es tonto, sabes que lo estás leyendo y que, en un rato, si no lo interiorizas, lo vas a olvidar. Tienes que sentirlo e interiorizarlo, y después ponerlo en práctica.

Tienes que sentir una energía que te recorre todo el cuerpo, sentirla desde el estómago hasta los músculos de tu cara, eso lo puedes entrenar. Porque recuerda que los demás son variables no controlables, pero cómo sentirte, cómo vivir el día a día lo decides tú.

A esto te puede ayudar la música. Por ejemplo, si pones la canción de Pablo Alborán todos los días, nada más levantarte, la de «tú y tú y tú, y solamente tú y tú y tú», ¿cómo sales a la calle? Pues con un sentimiento de abandono, casi. Pero si pones la canción «Ella» de Bebe, de su álbum *Pafuera telarañas*, te digo que sales de tu casa y te comes el mundo. La música es una de las herramientas más poderosas para transformar nuestras emociones. Utilízala para cambiar el estado emocional que quieras. Por otro lado, quiero que entiendas que no te estoy diciendo que evites vivir o sentir en este caso tus emociones. No, no es eso, vívelo si es necesario, pero no te regodees en ello ni pienses que no depende de ti cambiarlo. Está en tu mano poder salir de una emoción y entrar en otra, se puede conseguir con práctica o entrenamiento. Te voy a dar un truco para escuchar las canciones y que sumen en tu día a día sin fomentar emociones o sentimientos de dependencia. Mis alumnas del programa de sexualidad trabajan esta parte del desapego. Un ejercicio consiste en escuchar la canción y cambiar la letra a tu favor. Puedes hacerlo con algunas letras de Pablo Alborán (un gran artista, todo sea dicho). Si cambias el pronombre «tú» por «yo», te estarás amando a ti, te estarás convocado a ti misma; una declaración de amor propio en toda regla. Incluso puedes mirarte en el espejo cantándote a ti misma cualquier canción siempre y cuando la pongas en primera persona.

Así puedes empezar a entrenar que tus emociones dependen de ti y no de terceras personas. Cuanto más te conoces y mejor gestionas tus emociones, mejor te sentirás contigo misma. Además, cuando lo de fuera no se puede cambiar, la única opción es que tú cambies la manera de ver las cosas.

Si alguien a partir de ahora te dice: «Tú estás cambiando», alégrate; si te dicen que estás cambiando, todo va bien, preocúpate cuando te digan que eres la misma de siempre. Porque normalmente a la gente que nos rodea le da miedo que cambiemos, porque la autonomía y la libertad dan mucho miedo. Uno de los grandes temores del ser humano es la libertad, y ese temor a la libertad deriva en un montón de miedos escondidos detrás de asumir la responsabilidad de nuestros pensamientos, de las emociones y de las acciones. Si aprendes a asumir estas responsabilidades, le estás dando la oportunidad al otro de hacer exactamente lo mismo porque ya hasta mis peques me dicen: «Eh, mamá estás eligiendo enfadarte». Ellos saben que no les puedo decir que me están haciendo enfadar, pues la frase es: «Me estoy enfadando», ya que lo estoy eligiendo yo, nadie tiene el poder de hacerme enfadar, se lo estoy dando yo. Como cuando decimos: «No me hagas llorar». En realidad, estamos eligiendo llorar, al igual que cuando escuchamos una canción emotiva o vemos una película dramática. No, tú elegiste esa emoción y sentirla en todo tu cuerpo, y te permitiste expresarla. Debes recuperar tu poder. Ahora está tan de moda y se ha politizado tanto el empoderamiento de las mujeres que se ha desvirtualizado totalmente. Hay que empoderarse, sí, pero ninguna institución te dice que el verdadero empoderamiento es tener el autocontrol de tus emociones y conocer cómo funciona tu mente. Y no te pido que seas psicóloga, solo que tengas estos conocimientos y los pongas en práctica. ¿Te imaginas que esto lo enseñaran en el colegio? Así que, hasta este momento, tú eras esclava de tus emociones, pero ahora tienes la oportunidad de elegir si seguir siéndolo o liberarte y hacerte responsable de ti misma. Recuerda que ya no puedes decir: «Me estás haciendo enfadar» o «me has hecho llorar».

Cuando dices a tus hijos: «Coloca eso donde estaba» y no te hacen caso, puede que le des energía a ese pensamiento de «no me hacen caso» y que empieces a generar ira. La acción que realices después de la ira puede ser dar un grito o un golpe en la mesa, y ya habrás perdido el control.

A veces levanto la voz o se me escapa un grito (sí, sí, soy psicóloga, pero también se me escapa el control en momentos puntuales porque, antes que psicóloga, soy humana). La diferencia es que yo conozco muchas herramientas y dinámicas para gestionar mis emociones e inmediatamente pido disculpas y digo que me he equivocado. A mis hijos les explico por qué he gritado y por qué he perdido el control, y luego les digo que seguiré entrenando para que no vuelva a suceder y poder ser más feliz. Somos espejos para nuestros hijos y para la gente que nos rodea, así les damos la oportunidad desde pequeños a practicar ellos también. Y si no son tan pequeños, les enseñamos que se puede ser más feliz y libre si conoces cómo funciona tu mente. Mostrar esta parte de nosotras es un gesto de valentía porque mostrarse vulnerable es solo para valientes. Normalmente la gente cree que sacar tu vulnerabilidad es mostrar debilidad, pero es todo lo contrario.

Porque si abres esa parte de ti, la muestras con naturalidad y compartes esta información, entonces ya no podrás esconderte detrás del ego, ya no podrás seguir diciendo que alguien te ha hecho enfadar o que te ha hecho llorar. Ya sabes que a partir de ahora tu trabajo mental consiste en empezar a observar sin hacer nada, sin forzarte a cambiar nada todavía; solo observar qué pensamientos tienes, clasificarlos en los cuatro tipos que has aprendido aquí, con cero juicio, por supuesto, y ver cuál es tu prevalencia diaria, si los negativos y los inútiles o los positivos y los útiles. En unos días será más fácil, y podrás ir eligiendo cuáles cambiar y empezar a dirigir tu vida con pensamientos que te sumen y no que te resten.

En mi opinión, esto es el verdadero empoderamiento, y no lo que te quieren vender los políticos. Esto no te lo enseña nadie porque no les conviene. Si cambias tu mente, podrás hacer los ejercicios de suelo pélvico todos los días, evitarás el estrés y reducirás o acabarán tus visitas al baño. Cuanta más paz tengas, más relajada estará tu musculatura y mejor tu suelo pélvico. Porque recuerda que eres tú quien puede controlar tu mente, y la mente no puede controlarte a ti. Imagina que vas montada a caballo por el monte, y el caballo va por donde le da la gana cada vez que ve algo que le llama la atención y, por mucho que tires de las riendas, no te hace caso. Pasa exactamente lo mismo cuando piensas de manera automática: tu mente es el caballo y tú, la jinete que no tiene el control. El caballo tiene que estar a tu servicio y no al revés, le tienes que indicar hacia dónde ir y cuál es el mejor camino. Eso te hará sentir segura y libre. Tú decides cuándo paras y cuándo no, tú estás al mando. Es la única manera de recuperar el control, no le des las riendas a nadie ni dejes que el caballo vaya desbocado. Recuperar el control de ti misma es el mayor regalo que te puedas hacer, volverás a sentir el poder de estar contigo misma y de que verdaderamente te has hecho responsable de ti.

Pensamientos disruptivos y control de la vejiga hiperactiva

Estos pensamientos son los que te van a ayudar sobre todo en la incontinencia de urgencia, la vejiga hiperactiva y, por supuesto, en cualquier ámbito de la vida ordinaria. Primero quiero dejar claro que el pensamiento disruptivo es un concepto basado en afrontar paradigmas o formas de pensar a nivel filosófico, pero nosotras en este libro le vamos a dar un sentido práctico y totalmente llevado a lo cotidiano. Lo hago así para que puedas entenderlo y lo utilices en tu día a día, para que te ayude a vivir mejor rompiendo con tus pensamientos preestablecidos. Tener ganas de hacer pis cada hora podríamos decir que es un pensamiento obsesivo, sobre todo si no hay ningún problema neurológico previo. Así que, descartando esto último, una persona que no se saca de la cabeza que debe ir al baño cada poco podría decirse que tiene un pensamiento que se ha convertido en obsesivo.

Lo mismo puede decirse de aquellas personas que salen de casa y están pendientes de dónde pueden encontrar un baño, si en un centro comercial, una cafetería o un área de servicio. Esto siempre te lo cuento de manera sencilla y coloquial, igual que todo lo referido a la parte muscular y anatómica de la incontinencia, por si eres especialista en salud y te estás llevando las manos a la cabeza. Escribo de manera que me pueda entender hasta mi madre, y así todos podemos comprender esta información tan valiosa. Sabiendo ya que estos pensamientos son obsesivos, vamos a ver ahora cómo los controlamos porque estos no son tan sencillos como los pensamientos ordinarios que tratamos en el apartado anterior. Primero quiero contarte la historia de muchas abuelas y tías que cuidan de los pequeños de la familia. Cuando un niño pequeño llora y entra en una rabieta normalmente es difícil sacarlo de ahí, pero hay seres maravillosos que tienen casi poderes mágicos para poder calmarlos.

Ahora quiero que imagines a un niño o niña con una rabieta de las buenas, de estas de lágrimas bien gruesas y berridos a todo volumen. Cerca se encuentra esa persona maravillosa, tía o abuela, porque las madres estamos en la energía de la rabieta, y esta le dice al niño: «Mira, un pajarito azul allí», mientras apunta a un sitio concreto con el dedo.

Por supuesto, el ave no existe, pero ha logrado que el pequeño o la pequeña mire en busca del pajarito de color azul, y al tiempo que mira ha dejado de llorar porque su mente lleva el foco a algo nuevo y muy atractivo. Lo que ha pasado aquí es que, al mostrar una novedad, la mente interrumpe lo que estaba haciendo para llevar la atención a lo nuevo. A este efecto se le llama «gatillo mental de la curiosidad o de la novedad». El ser humano es curioso por naturaleza y la novedad le parece muy atractiva, de ahí que el pequeñajo ponga el foco en el pajarito azul.

Si pasa el tiempo suficiente intentando buscar el pajarito, su rabieta cesará, y si no es así, con decir que hay otro verde, seguirá con la atención puesta en buscarlos.

Pues esto pasa también en tu mente, es decir, si estás obsesivamente buscando un baño, estaría bien que pensaras en una sauna con personas totalmente desnudas y peludas. Verás que lo primero que haces es sonreír, con lo cual tu mente ya habrá roto el flujo de pensamiento. Tengo alumnas que cuando llegaban a casa, justo en el portal, se hacían pis encima porque estaban pensando obsesivamente que necesitaban el baño de inmediato. Ahora ya no les pasa, porque han recuperado con nosotras la musculatura del suelo pélvico y han practicado la técnica de los pensamientos disruptivos. Las dos cosas por separado.

En este caso hay que realizar también un trabajo de tonificación del suelo pélvico para que sea efectivo.

Mente y suelo pélvico

La imaginería motora es una técnica utilizada en la rehabilitación y el entrenamiento de los músculos del suelo pélvico. Yo prefiero llamarla visualizaciones y con este nombre la tenemos en nuestro programa de acompañamiento. Consiste en imaginar y visualizar mentalmente la contracción y relajación de estos músculos sin necesidad de realizar movimientos físicos reales.

La imaginería motora es una herramienta efectiva para fortalecer y mejorar la función del suelo pélvico, especialmente en casos de disfunciones como la incontinencia urinaria, de gases, fecal o el prolapso de órganos pélvicos. Al imaginar la contracción de los músculos del suelo pélvico, se activa la conexión mente-cuerpo y se estimula la activación neuromuscular, lo que puede ayudar a mejorar la coordinación y el tono muscular.

Te voy a hacer un pequeño resumen para la práctica de la imaginería motora del suelo pélvico. Primero, necesito que estés relajada. Para ello comienza con una respiración profunda y, al soltar el aire, siente una relajación general del cuerpo. Asegúrate de estar en un entorno tranquilo y cómodo, y realiza estas respiraciones las veces que necesites.

Segundo, la parte de visualización. Para ello cierra los ojos e imagina que estás contrayendo los músculos del suelo pélvico. Puedes visualizarlos como un puño que se aprieta y sube levemente, y al abrir se relaja. Concéntrate en la sensación de tensión y relajación de los músculos, las dos fases son igual de importantes.

Ahora vamos con la parte de intensidad y duración. Imagina que estás aumentando gradualmente la intensidad de la contracción de los músculos del suelo pélvico. Puedes visualizar que los estás contrayendo al máximo nivel de fuerza que puedas imaginar. Mantén esta contracción durante unos segundos y luego relaja completamente los músculos; asegúrate de que relajas por completo. En cuanto a las repeticiones, realiza varias repeticiones de contracciones y relajaciones imaginarias del suelo pélvico. Puedes hacer una serie de quince repeticiones. Es importante tener en cuenta que la imaginería motora no reemplaza los ejercicios físicos reales, es una técnica complementaria muy efectiva en la mayoría de los casos. Se realiza en nuestro programa junto a la rutina de ejercicios específicos de quince minutos y con la supervisión de nuestro equipo de fisioterapeutas especializados en mente y suelo pélvico.

RESUMEN

- La importancia de la mentalidad como clave imprescindible.
- Deja de procrastinar si quieres cambios en tu vida.
- La motivación desaparece y por eso debes tomar conciencia de integrar los ejercicios como un hábito más de tu día a día, es decir, hazlos aunque no tengas ganas.
- Pon tu mente a tu favor y ten tú el mando, sé la dueña de tus decisiones.

Clave 6

LA SEXUALIDAD

El orgasmo es simplemente cuando el cuerpo se hace cargo.

BETTY DODSON

Enhorabuena por seguir leyendo. Quiero seguir premiándote por querer transformar tu vida, y te lo digo de corazón. Me gusta la gente que se implica, mi más sentida admiración.

Bienvenida a la última clave y no por ello la menos importante. Además, es la más interesante: la sexualidad.

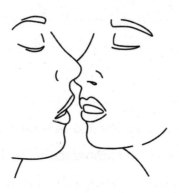

La sexualidad femenina según nuestra cultura

La mujer ha vivido su sexualidad como un tema tabú debido a la influencia sociohistórica, cultural y religiosa.

La sexualidad femenina ha sido un asunto prohibido en muchas sociedades a lo largo de la historia, y las mujeres han debido afrontar una serie de desafíos y prohibiciones en relación con su sexualidad. Gran parte de esto se debe a la influencia cultural y religiosa que ha moldeado las actitudes y creencias en torno a la sexualidad femenina. Ahora descubrirás cómo la mujer ha experimentado la sexualidad como un tema tabú y cómo esta influencia cultural y religiosa ha afectado a su libertad a la hora de vivir su sexualidad y su bienestar.

- La represión de la sexualidad femenina: en muchas culturas, se ha establecido una doble moral sexual que ha restringido la expresión y exploración de la sexualidad femenina. A menudo, las mujeres han sido sometidas a normas más estrictas y juicios sociales severos en comparación con los hombres. La promiscuidad o la expresión abierta de la sexualidad han sido desaprobadas para las mujeres, mientras que se ha tolerado o incluso celebrado en los hombres. Esto ha llevado a la represión de la sexualidad femenina, generando sentimientos de culpa, vergüenza y temor en relación con la propia sexualidad.

- La virginidad y la pureza: numerosas culturas y religiones han dado gran importancia a la virginidad y la pureza de la mujer antes del matrimonio. Se ha creado la expectativa de que una mujer sea virgen hasta el matrimonio como un signo de honor y respetabilidad. Esto ha llevado a prácticas como la virginidad forzada, la mutilación genital femenina y el control estricto de la sexualidad de las mujeres. El énfasis en la virginidad ha colocado un peso enorme sobre ellas condicionando su valor y autoestima a su estado sexual.

- La falta de educación sexual: la influencia cultural y religiosa ha obstaculizado una educación sexual adecuada para las mujeres. En muchos lugares, la educación sexual se ha visto como un tema incómodo o inapropiado para tratar, especialmente con las más jóvenes. Esto ha dejado a las mujeres sin la información necesaria sobre su propia anatomía, la salud sexual, los métodos anticonceptivos y la prevención de enfermedades de transmisión sexual. La falta de educación sexual ha generado en las mujeres una posición vulnerable, sin los conocimientos necesarios para tomar decisiones informadas sobre su salud sexual y reproductiva.

- La subyugación de la mujer: a menudo se ha utilizado la interpretación selectiva de textos sagrados para justificar la subyugación de la mujer y su sumisión sexual al hombre. Estas interpretaciones patriarcales han reforzado la desigualdad de género y han contribuido a la idea de que la mujer debe satisfacer las necesidades sexuales del hombre sin considerar su propia satisfacción o consentimiento. Esto ha perpetuado la idea de que la sexualidad de la mujer es secundaria y que su papel principal es complacer al hombre, delegando su placer individual o simplemente renunciando a él.

- La falta de autonomía y elección: la influencia cultural y religiosa también ha limitado la autonomía y elección de las mujeres en relación con su propia sexualidad. Las expectativas sociales y las normas impuestas han dictado cómo deben comportarse las mujeres en términos de su sexualidad. Esta situación ha supuesto una ausencia de autonomía y la negación de la capacidad de las mujeres para tomar decisiones informadas sobre sus relaciones sexuales, la anticoncepción, la planificación familiar y otras áreas vinculadas con su bienestar sexual. Han sido privadas de su derecho fundamental a explorar y disfrutar de su propia sexualidad de acuerdo con sus deseos y necesidades.

- La estigmatización y el castigo: en muchas sociedades, la expresión abierta de la sexualidad femenina ha sido estigmatizada y castigada. Las mujeres que han desafiado las normas sociales y religiosas en este ámbito se han enfrentado la discriminación, la marginación, la violencia sexual y otras formas de represión. Esta estigmatización ha contribuido a crear un ambiente de miedo y silencio en torno a la sexualidad de las mujeres, dificultando el acceso a servicios de salud sexual y reproductiva adecuados y el apoyo necesario para abordar cualquier problema relacionado con la sexualidad.

- La necesidad de cambio y empoderamiento: afortunadamente, las actitudes y creencias en torno a la sexualidad femenina están cambiando de forma gradual en muchas partes del mundo. El movimiento feminista, la lucha por los derechos sexuales y reproductivos y el acceso a la educación están contribuyendo a desafiar y cuestionar las normas restrictivas impuestas a las mujeres en relación con su sexualidad. Se están promoviendo diálogos abiertos y creando espacios seguros para que las mujeres compartan sus experiencias y reclamen su derecho a una sexualidad libre y plena.

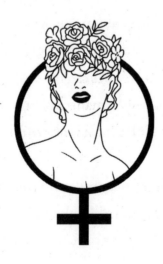

Es fundamental fomentar la educación sexual inclusiva y basada en evidencias, que aborde las necesidades específicas de las mujeres y promueva el consentimiento, la igualdad de género y el respeto mutuo. Además, es importante cuestionar y desafiar las normas culturales y religiosas restrictivas que limitan la libertad sexual de las mujeres y promover una visión más amplia y comprensiva de la sexualidad femenina.

En conclusión, la influencia cultural y religiosa ha llevado a que la sexualidad femenina sea un tema tabú en muchas sociedades. Esto ha resultado en la represión de la sexualidad, la falta de una educación adecuada, la subyugación de las mujeres y la limitación de su autonomía y elección. Sin embargo, a medida que se producen cambios sociales y culturales, es esencial trabajar hacia una mayor aceptación y empoderamiento de la sexualidad femenina, promoviendo la educación, el diálogo abierto y la igualdad de género. Las mujeres tienen el derecho fundamental de vivir su sexualidad de manera libre, segura y satisfactoria, sin ser juzgadas o limitadas por normas y creencias restrictivas.

Resumiendo, las mujeres, por tener más sexo, no son más putas, todo lo contrario: son más libres.

La sexualidad y la incontinencia urinaria

La sexualidad y la salud del suelo pélvico están íntimamente relacionadas y es de vital importancia para el bienestar íntimo de las personas. El suelo pélvico desempeña un papel fundamental en el funcionamiento sexual y reproductivo.

Un suelo pélvico saludable contribuye a una vida sexual plena. Los músculos pélvicos fuertes y tonificados aumentan la sensibilidad y, por ello, el placer sexual, facilitando la excitación y mejorando la respuesta orgásmica. Además, un suelo pélvico en buen estado proporciona un soporte adecuado para los órganos sexuales, lo que puede favorecer la satisfacción sexual y prevenir problemas como la disfunción sexual o la incontinencia urinaria, de gases o fecal y los prolapsos.

Por otro lado, los problemas en el suelo pélvico tienen un impacto negativo en la sexualidad. La debilidad muscular, la disfunción del suelo pélvico o la presencia de condiciones como el prolapso pueden provocar molestias durante las relaciones sexuales, impidiendo el orgasmo y generando una disminución de la libido, una baja autoestima y problemas en la intimidad de la pareja.

Es importante destacar que mantener un suelo pélvico saludable implica una combinación de ejercicios específicos, de tonificación del suelo pélvico, reeducación sexual y un entrenamiento psicológico. La realización regular de ejercicios de Kegel, «el ascensor», pompoarismo y la práctica de hipopresivos son técnicas muy potentes para fortalecer el suelo pélvico. Además, es fundamental mantener una buena higiene postural, seguir una dieta equilibrada, evitar el estreñimiento y adoptar posturas adecuadas durante las relaciones sexuales.

La salud del suelo pélvico juega un papel crucial en la vida sexual y el bienestar íntimo. Cuidar y fortalecer el suelo pélvico puede mejorar la sensibilidad, el control de la vejiga, la función sexual y la satisfacción en las relaciones. No dudes en buscar el apoyo de profesionales de la salud especializados en suelo pélvico para abordar cualquier preocupación y encontrar soluciones reales que solucionen tu problema en concreto.

Puedes informarte para ello en nuestras redes sociales o escribiéndonos un e-mail a info@raquelolivas.com.

Vive el sexo plenamente

Como has visto, la sexualidad femenina ha sido un tema tabú durante mucho tiempo, oculto bajo capas de restricciones culturales y estereotipos de género. En este apartado, indagaremos en cómo superar las barreras culturales y recuperar la plenitud sexual femenina a través de un enfoque integral y de acompañamiento. Además, examinaremos la importancia de cultivar una mentalidad positiva y cómo una vida sexual plena influye positivamente en todos los aspectos de la vida.

Las mujeres han hecho frente a desafíos significativos en lo que respecta a su libertad y expresión sexual, debido a las normas sociales restrictivas y los roles de género impuestos por la sociedad. Estos obstáculos culturales han limitado su capacidad para explorar su sexualidad de manera abierta y sin prejuicios. Sin embargo, es fundamental desafiar y trascender estas barreras para recuperar el placer y la satisfacción sexual.

En nuestro curso de acompañamiento, brindamos un espacio seguro y de confianza donde las mujeres pueden explorar su sexualidad sin miedos ni juicios. A través de ejercicios de fortalecimiento de suelo pélvico, como te he explicado a lo largo del libro como —Kegel, hipopresivos y un entrenamiento y enfoque mental positivo—, ayudamos a fortalecer el suelo pélvico, a promover la lubricación vaginal y a aumentar la sensibilidad sexual y el conocimiento anatómico de tus genitales.

¿Sabías que el clítoris se cartografió por primera vez en 1998? Eso, en ciencia, es nada, casi ayer, y lo hizo la primera mujer uróloga de Australia, Helen O´Connell. No se hizo antes por esta cultura en la que nos ha tocado vivir como mujeres.

Ponte a tono con estos ejercicios

Los ejercicios de Kegel son una herramienta efectiva para fortalecer los músculos del suelo pélvico. Nosotras utilizamos una variante a la que llamamos «el ascensor», que te explicaré un pelín más adelante. Estos ejercicios hay que practicarlos regularmente porque fomentan una mejor circulación sanguínea en la zona y estimula la lubricación vaginal natural. Nuestras alumnas recuperan la lubricación natural de la vagina gracias a la secuencia adecuada de estos ejercicios. Cabe destacar que también aumentan la sensibilidad y el placer durante las relaciones sexuales, empoderando a las mujeres a disfrutar plenamente de su sexualidad.

Hipopresivos y pompoarismo: potenciando el placer

Además de los ejercicios de Kegel, los hipopresivos y el pompoarismo son técnicas que pueden ayudar a tonificar los músculos del suelo pélvico y mejorar la sensibilidad sexual. Los hipopresivos fortalecen la musculatura abdominal profunda, lo que a su vez mejora el tono del suelo pélvico. El pompoarismo, por otro lado, implica el entrenamiento de los músculos vaginales para lograr mayor control y placer durante las relaciones sexuales.

La importancia de la mentalidad

Reconocemos que la mentalidad desempeña un papel fundamental en la experiencia sexual. Cultivar una mentalidad positiva y abierta es esencial para superar los bloqueos y los prejuicios en torno a la sexualidad femenina, ya sabes, mente en modo paracaídas: si se abre, debe funcionar. Promovemos la autoaceptación, el amor propio y la confianza en el poder sexual de cada mujer. Al tumbar las creencias limitantes y abrazar una mentalidad de empoderamiento, las mujeres pueden liberarse de las cargas culturales y experimentar una sexualidad plena y satisfactoria.

La vida sexual plena y su impacto en la vida de la mujer

Una vida sexual plena va más allá del ámbito íntimo y puede tener un impacto significativo en todos los aspectos de la vida de una mujer. Cuando esta experimenta una sexualidad satisfactoria, se produce una transformación en su bienestar físico, emocional y social.

Durante el acto sexual, el cuerpo libera endorfinas y otras sustancias químicas que promueven el bienestar y reducen el estrés. Además, la actividad sexual regular puede fortalecer el sistema inmunológico, mejorar la circulación sanguínea y promover la salud cardiovascular. Una mayor lubricación vaginal y tono muscular del suelo pélvico también contribuyen a la salud sexual, afectando de lleno en tu bienestar físico. En cuanto al bienestar emocional, la conexión íntima y el placer sexual generan emociones positivas y una sensación de conexión profunda con la pareja. La liberación de oxitocina, conocida como la «hormona del amor», durante el orgasmo puede fortalecer los vínculos afectivos y fomentar sentimientos de cercanía y apego. Una vida sexual satisfactoria eleva el estado de ánimo, reduce la ansiedad y la depresión, y aumenta la autoestima y la confianza en una misma. Una vida sexual plena influye en las relaciones sociales y en la forma en que una mujer interacciona con los demás. La satisfacción sexual puede promover una mayor intimidad y comunicación en la pareja, fortaleciendo los lazos emocionales y creando un ambiente de confianza y comprensión mutua. Además, una sexualidad saludable genera una mayor seguridad personal y una actitud positiva hacia la vida, lo que se refleja en las interacciones sociales y en la forma en que la mujer se percibe a sí misma. En definitiva, puedes incluso volverte más sociable.

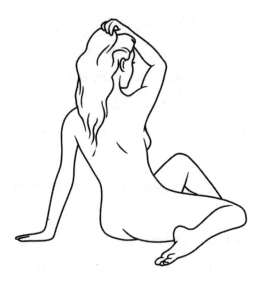

Explorar y experimentar una sexualidad plena es un camino de autodescubrimiento y empoderamiento para una mujer. Al romper con los estigmas culturales y superar los tabúes en torno a la sexualidad femenina, se abre la puerta a una mayor confianza en sí misma, una mayor aceptación de su cuerpo y una mayor capacidad para comunicar sus deseos y necesidades. Esto conduce a la autorrealización y al empoderamiento en todos los aspectos de la vida.

Una vida sexual plena y satisfactoria puede tener un impacto transformador en la vida de una mujer. Al abrazar una mentalidad positiva, buscar el acompañamiento adecuado y romper las barreras culturales, puede liberarse de las limitaciones impuestas y vivir una sexualidad auténtica y plena. Al hacerlo, experimentará un mayor bienestar físico, emocional y social, y disfrutará de una vida enriquecedora en todos los sentidos.

El ejercicio del ascensor para la estimulación sexual

El ejercicio que te voy a enseñar a continuación trabaja la musculatura voluntaria, y nos ayuda a lubricar en los momentos de más sequedad vaginal. Así que vamos allá. Lo llamamos el ascensor: Y tal y como indica su nombre, iremos subiendo piso por piso a lo largo de la vagina. Puedes estar sentada; recuerda hacerlo sobre los huesos de las nalgas (isquiones) y que no haya demasiada curvatura en la zona lumbar. También puedes hacerlo acostada, ya sabes la técnica: no implicar glúteos ni muslos y respirar siempre con naturalidad.

Empezamos. Ahora siente tu vagina y ciérrala de manera sutil, como si cerraras los labios de tu boca, suavemente. Luego aprieta un poco más subiendo a la segunda planta, después un poco más hasta la tercera, más hasta la cuarta, un poco más hasta la quinta, y contrae todo en la sexta.

A continuación, empieza a bajar suavemente hasta la quinta, la cuarta, la tercera, la segunda, la primera y abre puertas.

Esto lo puedes repetir durante cinco o diez minutos antes de mantener relaciones sexuales. Ten en cuenta que, si tienes hipertonía, no lo puedes hacer.

Si quieres practicar el ascensor, te dejo un vídeo explicativo por aquí:

La técnica del pompoarismo

Relacionada directamente con los músculos del orgasmo tenemos la técnica del pompoarismo, que practicamos para el fortalecimiento del suelo pélvico mediante la contracción y relajación de los músculos vaginales. Esta práctica ancestral tiene como objetivo mejorar la salud sexual y el placer de la mujer. A través de ejercicios específicos, como la succión y la pulsación, se fortalecen los músculos del orgasmo, lo que puede aumentar la intensidad y el control durante las relaciones sexuales.

El pompoarismo se basa en una serie de ejercicios que buscan fortalecer los músculos pubocoxígeos y mejorar la salud sexual y el placer femenino. A continuación, se presentan los puntos principales de esta técnica:

- Identificación de los músculos: el primer paso es identificar los músculos pubocoxígeos, también conocidos como músculos del suelo pélvico. Son los responsables de controlar la función urinaria, así como de generar placer durante el orgasmo.
- Contracciones y relajaciones: la técnica del pompoarismo se basa en realizar contracciones y relajaciones controladas de los músculos pubocoxígeos.

Se pueden hacer ejercicios de contracción rápida y suelta, así como de contracción prolongada y sostenida.

- Gradualidad y progresión: es importante comenzar con ejercicios más suaves y, poco a poco, aumentar la intensidad y la duración de las contracciones. Es recomendable realizar los ejercicios de forma regular para obtener mejores resultados.

- Técnicas de succión y pulsación: el pompoarismo incluye técnicas específicas, como la succión y la pulsación, que ayudan a fortalecer y tonificar los músculos pubocoxígeos. Estas técnicas pueden practicarse utilizando accesorios como bolas chinas o conos de peso.

- Aplicación durante las relaciones sexuales: una vez que se han fortalecido los músculos del suelo pélvico, estos ejercicios se pueden aplicar durante las relaciones sexuales para aumentar el placer y el control. La capacidad de contraer y relajar los músculos pubocoxígeos puede proporcionar sensaciones más intensas y ayudar a alcanzar orgasmos más satisfactorios.

- Beneficios para la salud: además de mejorar el placer sexual, el pompoarismo tiene beneficios para la salud del suelo pélvico. Fortalecer estos músculos ayuda a prevenir problemas como la incontinencia urinaria o el prolapso de órganos, y mejora la salud sexual en general.

Es importante destacar que cada persona es diferente y los resultados pueden variar. Es recomendable aprender y practicar el pompoarismo bajo la guía de un profesional capacitado o a través de programas como el nuestro de gimnasia íntima. El respeto hacia el propio cuerpo y sus límites es fundamental para practicar esta técnica de forma segura y placentera. Desde que estudié esta técnica, sospecho que el doctor Arnold Kegel se inspiró o estudió el pompoarismo para crear los famosos ejercicios que llevan su nombre. Te puedo asegurar que algunas mujeres entrenadas en la técnica del pompoarismo han desarrollado habilidades avanzadas que les permiten realizar movimientos y acciones específicas con los músculos del suelo pélvico. Esto incluye la capacidad de expulsar objetos pequeños de la vagina utilizando los músculos pubocoxígeos.

Estas habilidades avanzadas requieren un entrenamiento prolongado, dedicación y práctica regular. Las mujeres que realizan este tipo de demostraciones suelen tener un alto nivel de control y fortaleza muscular en el área pélvica.

Sin embargo, es importante tener en cuenta que esta práctica puede implicar ciertos riesgos. Introducir objetos en la vagina y llevar a cabo movimientos intensos puede causar lesiones si no se realiza de manera adecuada y segura. Por lo tanto, es esencial recibir instrucción y orientación profesional antes de intentar ejecutar acciones más avanzadas del pompoarismo.

Además, es fundamental respetar los límites y las preferencias individuales. No todas las mujeres están interesadas en llevar su práctica de pompoarismo a este nivel avanzado, y es respetable. La técnica del pompoarismo brinda beneficios significativos para la salud sexual y el bienestar sin necesidad de realizar estas demostraciones más extremas. Cada mujer puede explorar y disfrutar del pompoarismo de acuerdo con sus propias necesidades y deseos.

En cuanto a la sensación que tienen los hombres a la hora de la penetración en una mujer entrenada con pompoarismo, esta será de mayor placer. Aunque no se puede generalizar, suele dar como resultado lo siguiente:

- Mayor estrechamiento: el pompoarismo ayuda a fortalecer los músculos vaginales, lo que podría resultar en una sensación de mayor estrechamiento durante la penetración. Algunos hombres pueden percibir esta mayor presión y estrechez como una sensación más intensa y placentera.

- Mayor control y contracción: una mujer que ha practicado el pompoarismo presenta un mayor control sobre los músculos de su suelo pélvico, lo que le permite realizar contracciones voluntarias durante el acto sexual. Estas contracciones pueden ser percibidas por el hombre como una estimulación adicional y generar sensaciones más intensas.
- Mayor fricción y textura: los músculos vaginales tonificados generan una mayor fricción durante la penetración, lo que puede aumentar la estimulación y el placer para ambos. Además, algunos hombres notan una mayor sensación de textura o rugosidad debido a la mayor fuerza y control muscular de la pareja.

Es importante destacar que cada individuo tiene sus propias preferencias y sensaciones, por lo que las experiencias pueden variar. Además, la calidad de la experiencia sexual no se limita únicamente a la musculatura vaginal, sino que también depende de otros factores, como la conexión emocional, la comunicación y el consentimiento mutuo.

En última instancia, la experiencia sexual es única para cada pareja y depende de la interacción de los cuerpos y las emociones de ambos individuos. Explorar y comunicarse abiertamente con la pareja es fundamental para descubrir lo que funciona mejor para ambos y disfrutar plenamente de la intimidad sexual.

Si tienes alguna duda, por favor, mándame un correo a info@raquelolivas.com o escribe en el grupo del libro en Telegram.

Los orgasmos

Es muy importante fortalecer los músculos implicados en el orgasmo en las mujeres. La sexualidad es una parte fundamental de la vida de las personas, y el orgasmo es una de las experiencias más placenteras que se pueden experimentar durante las relaciones sexuales. En el caso de las mujeres, fortalecer los músculos del orgasmo, también conocidos como músculos pubocoxígeos (PC), puede tener beneficios significativos en términos de salud sexual y satisfacción personal. En estas páginas exploraremos la importancia de fortalecer estos músculos.

Los músculos pubocoxígeos se ubican en la pelvis y son responsables de las contracciones rítmicas que ocurren durante el orgasmo. Estos músculos pueden ser tonificados y fortalecidos a través de ejercicios específicos, como los de Kegel, hipopresivos o técnicas como el pompoarismo, de la que ya hemos hablado. Los ejercicios de Kegel y la gimnasia hipopresiva fueron desarrollados originalmente para ayudar a las mujeres a recuperarse después del parto, y además se ha descubierto que también mejoran la función sexual y aumentan la intensidad de los orgasmos.

Fortalecer los músculos del orgasmo en las mujeres tiene diferentes beneficios. A continuación, te describo algunas razones por las que es importante dedicar tiempo y esfuerzo a este tipo de ejercicios:

- Mayor intensidad del orgasmo: al fortalecer los músculos pubocoxígeos, se pueden experimentar orgasmos más intensos y placenteros. Estos músculos son responsables de las contracciones rítmicas que ocurren durante el orgasmo y, al tenerlos más tonificados, se logran contracciones más fuertes y duraderas, lo que resulta en una mayor satisfacción sexual. Aquí tienes un buen motivo para practicar.

- Control de la respuesta sexual: fortalecer los múscu-los del orgasmo ayuda a las mujeres a tener un ma-yor control sobre su respuesta sexual. Al ejercitar estos músculos, se desarrolla una mayor conciencia de las sensaciones sexuales. Esto puede ser especial-mente útil para aquellas mujeres que experimentan dificultades con el orgasmo, como la anorgasmia o la dificultad para alcanzar el clímax.

- Mejor función sexual: el fortalecimiento de los múscu-los pubocoxígeos puede tener un impacto positivo en la función sexual en general. Estos músculos ayudan a mantener la tonicidad de la vagina, lo que mejora la lu-bricación natural y la elasticidad vaginal. Además, unos músculos del orgasmo fuertes contribuyen a la estabili-dad de la pelvis durante el coito, lo que puede resultar en una experiencia sexual más cómoda y placentera.

- Prevención de problemas de salud: mantener los músculos del orgasmo fuertes ayuda a prevenir y tratar problemas de salud relacionados con la pelvis y el suelo pélvico. Estos músculos proporcionan so-porte a los órganos pélvicos, como la vejiga, el útero y el recto. Un suelo pélvico debilitado da lugar a afecciones como la incontinencia urinaria, de gases o fecal y el prolapso de los órganos pélvicos y la disfunción sexual. Al fortalecer los músculos del orgasmo, se fortalece también el suelo pélvico en su conjunto, lo que ayuda a prevenir o reducir el riesgo de desarrollar estas condiciones.

- Recuperación posparto: los ejercicios de fortalecimiento de los músculos del orgasmo, como los ejercicios de Kegel, el pompoarismo, los hipopresivos, etc., son especialmente beneficiosos para las mujeres después del parto. Durante el embarazo y el parto, los músculos del suelo pélvico pueden debilitarse debido al peso del bebé y al estiramiento de los tejidos. Fortalecer estos músculos contribuye a su recuperación, mejorando la tonicidad y la función del suelo pélvico.

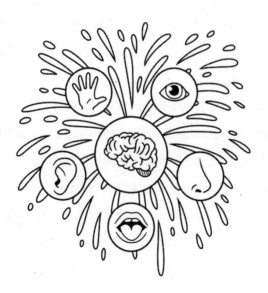

Así pues, fortalecer los músculos del orgasmo en las mujeres puede tener numerosos beneficios para la salud sexual y el disfrute personal. Estos ejercicios no solo aumentan la intensidad de los orgasmos, sino también mejoran la función sexual, previenen problemas de salud relacionados con el suelo pélvico y facilitan la recuperación posparto. Los ejercicios de Kegel y otras técnicas de fortalecimiento pueden incorporarse en la rutina diaria para obtener los mejores resultados. Recuerda que cada cuerpo es único, por lo que es recomendable consultar a un profesional de la salud para obtener orientación y recomendaciones personalizadas sobre cómo fortalecer los músculos del orgasmo de manera adecuada a tus necesidades individuales. En Mente y Suelo Pélvico tenemos un equipo formado por una sexóloga, una ginecóloga, un urólogo, varios fisioterapeutas y una psicóloga. Con ellos estarás bien acompañada. Y si quieres, puedes unirte a nuestro grupo en Telegram, mandarnos un e-mail a info@raquelolivas.com o preguntarnos en cualquiera de nuestros perfiles en redes sociales (@menteysuelopelvico en Instagram). Es importante tener en cuenta que los resultados de fortalecer los músculos del orgasmo pueden variar de una persona a otra. Algunas mujeres experimentarán beneficios rápidos y notables, mientras que otras requerirán más tiempo y práctica para notar mejoras significativas. La constancia y la paciencia son clave al realizar estos ejercicios. No existe la varita mágica, no consiste en leer este libro y pensar que ya lo has conseguido. No va de eso, es importante que lo interiorices.

Además de los ejercicios de fortalecimiento, también es fundamental mantener una buena salud sexual en general. Esto implica establecer una comunicación abierta con tu pareja, explorar tus propias necesidades y deseos sexuales, y buscar el apoyo necesario si enfrentas dificultades o preocupaciones relacionadas con tu vida sexual.

Esta es la base de nuestro programa de acompañamiento. «Recupera las ganas de tener sexo», donde hemos tenido mujeres anorgásmicas que tuvieron orgasmos por primera vez, mujeres que disfrutaron de su primer orgasmo por estimulación vaginal, mujeres que aprendieron a tener multiorgasmos, etc.

Hay que destacar que fortalecer los músculos del orgasmo no está dirigido únicamente a aquellas mujeres que experimentan dificultades sexuales. Cualquier mujer puede beneficiarse de estos ejercicios, ya que mejoran la calidad y la satisfacción de las experiencias sexuales.

En conclusión, fortalecer los músculos del orgasmo en las mujeres tiene un impacto significativo en la salud sexual y el disfrute personal. Estos ejercicios pueden aumentar la intensidad de los orgasmos, mejorar la función sexual, prevenir problemas de salud relacionados con el suelo pélvico y facilitar la recuperación posparto. Con una rutina regular y la orientación adecuada, comenzarás a fortalecer estos músculos y a experimentar los beneficios en tu vida sexual. Recuerda siempre consultar a un profesional de la salud para obtener asesoramiento personalizado y garantizar que estás realizando los ejercicios de manera segura y efectiva.

Por qué es beneficioso tener orgasmos

Los espasmos del orgasmo, que son las contracciones rítmicas involuntarias de los músculos del suelo pélvico que ocurren durante el clímax sexual, pueden tener varios beneficios para la salud del suelo pélvico. A continuación, se presentan algunas maneras en las que estos espasmos pueden ser beneficiosos:

- Fortalecimiento muscular: durante el orgasmo, los músculos del suelo pélvico se contraen y se relajan de forma rítmica y vigorosa. Estos movimientos ayudan a fortalecer los músculos del suelo pélvico, lo que puede tener un impacto positivo en la salud general de la zona. Un suelo pélvico fuerte es importante para mantener la continencia urinaria, el soporte de los órganos pélvicos y el buen funcionamiento sexual.

- Mejora de la función sexual: los espasmos del orgasmo contribuyen a mejorar la función sexual tanto para las mujeres como para los hombres. Estas contracciones musculares rítmicas durante el orgasmo pueden aumentar la sensibilidad y el placer sexual, así como ayudar a alcanzar orgasmos más intensos. Además, el fortalecimiento del suelo pélvico a través de los espasmos del orgasmo mejora la capacidad de controlar los músculos durante las relaciones sexuales, lo que puede intensificar el disfrute mutuo y la satisfacción sexual.

- Estimulación del flujo sanguíneo: durante el orgasmo, se produce un aumento significativo del flujo sanguíneo en la zona pélvica, incluido el suelo pélvico. Esto puede tener beneficios para la salud, ya que un flujo sanguíneo adecuado es esencial para el buen funcionamiento de los tejidos y órganos pélvicos. La estimulación del flujo sanguíneo durante los espasmos del orgasmo ayuda a mantener la salud y la vitalidad de los músculos y tejidos del suelo pélvico.

- Promoción de la lubricación vaginal: en el orgasmo, el cuerpo puede producir una mayor cantidad de lubricación vaginal. Esto ayuda a reducir la fricción durante las relaciones sexuales y proporciona una mayor comodidad y placer. Los espasmos del orgasmo estimulan la producción de lubricación natural en la vagina, lo que contribuye a una experiencia sexual más placentera y satisfactoria.

Los espasmos del orgasmo pueden variar de una persona a otra, y cada mujer puede experimentarlos de manera diferente. Por esto, es fundamental mantener un suelo pélvico saludable a través de la práctica regular de ejercicios específicos, como los ejercicios de Kegel, el pompoarismo o los hipopresivos, para fortalecer y prolongar la funcionalidad de los músculos pélvicos a lo largo del tiempo. Tener todos los orgasmos que se pueda te garantiza un suelo pélvico saludable, así que adelante. Por todo ello, la relación inseparable entre sexualidad y suelo pélvico está en ese 80 por ciento de musculatura involuntaria que te explicaba en este libro, pues a esa musculatura, aparte de llegar con los hipopresivos, también lo hacemos con los orgasmos, como has podido ver. Durante los espasmos de un orgasmo se activa la musculatura involuntaria, así que, aparte del placer que te aportan, estás tonificando tu suelo pélvico. Las mujeres que tienen debilidad en el suelo pélvico no suelen tener orgasmos o son muy pocos perceptibles. Se podría hablar en estos casos de un posible comienzo de disfunción sexual.

La disfunción sexual de este tipo se da cuando empiezas a notar que tus orgasmos no son como los de antes, o que te cuesta mucho llegar a tenerlos (anorgasmia o también vaginismo).

Te hablo de orgasmos por estimulación clitoriana porque más del 70 por ciento de las mujeres no tienen orgasmos por estimulación vaginal, según las estadísticas oficiales. Los datos que tenemos en Mente y Suelo Pélvico nos dicen que más del 95 por ciento de las mujeres no tienen orgasmos por estimulación vaginal. Ojo, aquí quiero hacer una puntualización: el orgasmo es el orgasmo, es uno, no se tiene un orgasmo clitoriano y otro vaginal. Se pueden tener orgasmos por estimulación vaginal, clitoriana o por los dos a la vez, pero orgasmo hay uno. Para tener orgasmos por estimulación vaginal hay que contar con un buen tono muscular. En capítulos anteriores te hablaba de la importancia de cerrar la vagina, para protegerla de agentes externos. Pues también es importante para obtener placer, ya que el sexo implica fricción, rozamiento en las paredes vaginales. Si en la penetración la vagina no roza con todas sus partes el pene, el dedo o el dildo, no va a haber placer, o será un placer muy sutil. De ahí la importancia de tonificar el suelo pélvico. Lo notarás en tus relaciones sexuales; cuanto más competente es el tono muscular, más placer en los espasmos del orgasmo.

Esto lo trabajamos de lleno en nuestro programa de sexualidad. Desde ahí no solo abarcamos la importancia del tono muscular para el placer, sino también el adueñarnos de nuestra sexualidad.

Las mujeres hemos delegado el placer al otro. Nuestra pareja ha visto más veces nuestros genitales que nosotras mismas, y es probable que incluso los sepa tocar mejor. El clítoris y el placer vaginal son auténticos desconocidos para muchas mujeres. Eso tiene que cambiar, por favor. En un ejercicio que hacemos sobre dibujar el clítoris, el 90 por ciento de las mujeres no lo sabe hacer bien. También desconocen por completo que el clítoris tiene más de ocho mil terminaciones nerviosas que rodean el primer cuarto de la vagina. Pero no te preocupes, un libro sobre la sexualidad femenina está en camino (y tienes otros ya a la venta), y por supuesto habrá vídeos explicando cómo encontrar la zona G, por qué tienes sequedad vaginal, en qué momento del mes puedes sacarle más partido a tu apetencia sexual y un sinfín de contenido de valor para que puedas reconectar con tu sexualidad.

Pero me parece imprescindible recordarte, como te decía antes, que el clítoris es un gran desconocido para muchas mujeres. El clítoris es inmenso, y las mujeres lo tenemos única y exclusivamente para el placer. Seamos inteligentes y empecemos a utilizarlo con conciencia. Lo hombres tienen un maravilloso tres en uno: hacen pis, se reproducen y obtienen placer mediante el mismo órgano. Nosotras, sin embargo, tenemos el clítoris única y exclusivamente para el placer, el meato urinario para orinar y la vagina para la regla, dar a luz y obtener placer.

Sinceramente, tenemos un Ferrari y lo utilizamos como si fuera un coche utilitario. Así que, por favor, usa más tu clítoris como instrumento para tonificar tu suelo pélvico.

Hemos tenido alumnas como Flor, que nos contaba que siempre había sido una niña apasionada y curiosa. Desde temprana edad, se había sentido intrigada por su propia sexualidad y ansiaba explorar y descubrir más sobre su cuerpo. Sin embargo, a medida que fue creciendo, se dio cuenta de que experimentaba dificultades para alcanzar orgasmos satisfactorios durante las relaciones sexuales. Esta frustración comenzó a afectar a su confianza y a su satisfacción general en su vida sexual, individual y en pareja.

Flor decidió apuntarse a nuestro programa «Recupera las ganas de tener sexo», en el que abordábamos, entre otras cosas, la mejora de los orgasmos femeninos a través de una combinación de técnicas de fortalecimiento del suelo pélvico, el pompoarismo, los ejercicios hipopresivos y el trabajo con los arquetipos femeninos.

Flor quiso embarcarse en esta aventura de autoexploración y autocuidado para cambiar su situación sobre todo de pareja, ya que sentía que su marido siempre tenía ganas y ella no.

La mayoría de las mujeres que han pasado por nuestros programas se dan cuenta de que su pérdida de apetito sexual se da porque sus orgasmos son sutiles, porque siempre es lo mismo con su pareja.

En este caso, cuando Flor tomó conciencia de esto, comenzó a practicar regularmente los ejercicios de Kegel para fortalecer los músculos del suelo pélvico, combinándolos con la técnica del pompoarismo. Esta antigua práctica le permitió desarrollar mayor conciencia y control de los músculos vaginales, lo que a su vez mejoró su capacidad para experimentar orgasmos más intensos y placenteros.

Y los orgasmos son importantes. Tenemos que salir de ese tópico de que el orgasmo es irrelevante, porque no es así. No es lo más importante, pero sí tiene relevancia.

Los hombres tienen un orgasmo cada vez que tienen relaciones sexuales. ¿Por qué a ellos no se les dice que el orgasmo no es lo más importante como a nosotras?

Flor, además, incorporó los ejercicios del método de Mente y Suelo Pélvico en su rutina. Estos ejercicios respiratorios y posturales no solo fortalecieron su suelo pélvico, sino que también ayudaron a tonificar su abdomen y mejorar su postura general. Esto contribuyó a su bienestar físico y aumentó la confianza en sí misma.

Pero el programa no se limita solo a los aspectos físicos. Flor también se sumergió en el trabajo con los arquetipos femeninos, un proceso psicológico que le permitió comprender y explorar las diferentes facetas de su sexualidad y su feminidad. A través de ejercicios de introspección y visualización, Flor descubrió cómo los diferentes arquetipos, basados en los aprendizajes de Jean Shinoda Bolen, como la diosa seductora o la sabia, influyen en su sexualidad y su deseo de tener relaciones íntimas. Este trabajo le permitió reconectar con su esencia sexual y recuperar las ganas de disfrutar plenamente del sexo consigo misma y en pareja.

A medida que avanzaba en el programa, Flor fue notando cambios significativos en su vida sexual y emocional. Sus orgasmos se volvieron más intensos y gratificantes, y su deseo sexual se reavivó. La combinación de las técnicas de fortalecimiento del suelo pélvico, el pompoarismo, los ejercicios hipopresivos y el trabajo con los arquetipos femeninos la ayudaron a desarrollar una relación más armoniosa con su cuerpo y su sexualidad.

Debido a casos como el de Flor decidí compartir mi experiencia y conocimientos, pero no como profesional de la psicología, sino como una mujer más que en su tiempo pasó por lo mismo. Por eso, creé un espacio seguro donde las mujeres pueden reunirse y compartir sus historias, dudas y aprender a cómo recuperar las ganas de tener sexo. Si siempre que tienes relaciones sexuales nunca llegas al orgasmo, ¿cómo vas a tener ganas? Si ni siquiera conoces bien cuál es el tamaño del clítoris y cómo tocarlo, ¿cómo vas a tener un orgasmo competente? Y así un largo etcétera.

La que aprende no depende, por eso, cuanto más te conozcas sexualmente, más vas a disfrutar, y cuanto más disfrutes, más ganas tendrás. Si no sabes cómo es tu vulva, si nunca has tocado a conciencia y sabiendo dónde tocar en tu vagina, ¿cómo vas a tener un orgasmo por penetración? De ahí la importancia de conocerte desde la práctica y no tanto desde la teoría, y para eso tu mente tiene que trabajar de forma paralela.

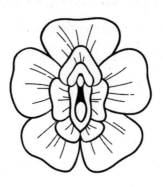

Tienes que romper todos los tabúes que te has montado hasta ahora, y además tirar abajo creencias limitantes de tu pasado por las que te hicieron creer que tú no eres merecedora ni del sexo ni del placer, porque eso es de «frescas».

De ahí que haya un trabajo psicológico para derrumbar barreras que están impidiendo que disfrutes de ti, independientemente de que tengas pareja o no.

Si tú te conoces bien, podrás indicar a la otra persona por dónde ir y podrás disfrutar de ti misma sin delegar tu placer ni en ningún aparato ni en ningún ser humano que no seas tú. En el programa Mente y Suelo Pélvico, en el módulo tres, trabajamos la sexualidad a fondo para sacar el mayor partido para el suelo pélvico. Muchas mujeres hablan de cómo les ha cambiado su vida sexual y, además, sus maridos se interesan por saber si han hecho la rutina diaria porque al final ellos también se benefician. Me gustaría que dentro de un año me escribieras y me dijeras: «Raquel, lo he estado aplicando día tras día». Porque ahora depende de ti y de qué quieres hacer tú, pues ahora sí que es responsabilidad tuya, ahora ya no puedes esconderte de ti misma.

No puedes esconderte de ti misma porque ya tienes todas las claves para poder acabar con la incontinencia. Ya te he dicho que, si lo dejas aquí y no practicas, serás mucho más sabia, tendrás más conocimientos en tu mente. Pero si no aplicas lo que has prendido, no serás una mujer experimentada y transformada, no tendrás resultados. En el próximo capítulo voy a compartir contigo los testimonios de algunas mujeres que los aplicaron y consiguieron dedicarse a sí mismas para cambiar la situación y pasar de ser mujeres pasivas a mujeres proactivas, mujeres libres de incontinencia Y tú ¿quieres ser una mujer libre? ¿Quieres partirte de la risa? Espero tu comentario por e-mail y espero verte por mis redes sociales.

RESUMEN

- Los orgasmos como herramienta para tonificar el suelo pélvico.
- Ejercicios para lubricar y estimular la apetencia sexual.
- La importancia de conocer bien los genitales y poder sacarles el máximo partido.

Clave 7

EL GRUPO

Si quieres llegar rápido, vete sola, si quieres llegar lejos, ve acompañada.

Anónimo

Muchas mujeres aprenden rápido los ejercicios, pero esto no va de saber hacerlos en un mes y, luego, se acabó. Se trata de un hábito para toda la vida, te lo tienes que tomar como una rutina higiénica, como ducharte o cepillarte los dientes.

De ahí la importancia del grupo cuando trabajas. Las alumnas están durante tres meses con nosotras y cada grupo tiene asignada una fisioterapeuta y una técnica por si tienen alguna duda con la plataforma donde tenemos alojados los vídeos, nuestra escuela online. La primera ventaja es que están acompañadas por mujeres que están pasando por lo mismo o algo muy parecido; recuerda que hay más de siete millones y medio de personas con incontinencia urinaria solo en España. Los contras, que los hay, son que tendrás días en los que no tengas ganas de hacer tu rutina de ejercicios de suelo pélvico, «los innegociables», los llamamos. Habrá días en que flaquees porque has tenido algún bache en el camino, pero para eso está el grupo y la guía de tu fisioterapeuta.

Muchas alumnas escriben sus dudas y, gracias a ellas, ayudan a otras compañeras a resolverlas junto con la supervisión de la fisioterapeuta.

Trabajar en grupo es muy beneficioso en el abordaje de la incontinencia urinaria en mujeres por varias razones. A continuación, quiero resaltar algunos aspectos positivos desde nuestra experiencia:

- Apoyo emocional: participar en un grupo de mujeres que están sufriendo incontinencia urinaria brinda un valioso apoyo emocional. Al compartir experiencias y escuchar las historias de las demás, las participantes se sienten comprendidas y respaldadas en su proceso de recuperación. Esto les permite expresar sus preocupaciones, miedos y frustraciones, y recibir apoyo y aliento de quienes están pasando por experiencias similares.

- Intercambio de información y recursos: el trabajo en grupo permite el intercambio de información y recursos relacionados con la ejecución de los ejercicios. Las participantes pueden compartir estrategias, como a qué hora hacen las rutinas y aquello que les ha servido en diferentes situaciones y que ha sido útil en su propio proceso de recuperación. Este intercambio de conocimientos enriquece las opciones disponibles y brinda a cada mujer una variedad de enfoques para abordar su situación.

- Aprendizaje social: el grupo ofrece un espacio para aprender de las experiencias y perspectivas de las demás. Al escuchar diferentes enfoques y soluciones, cada participante amplía su conocimiento y encuentra nuevas estrategias que no había considerado anteriormente. Además, el aprendizaje social puede fortalecer la motivación y la confianza de las mujeres al ver ejemplos de éxito y superación en otras.

- Estímulo y rendición de cuentas: trabajar en grupo puede proporcionar estímulo adicional y promover la rendición de cuentas mutua, como anotar todos los días los objetivos cumplidos en el grupo después de acabar con las tareas. Las participantes establecen metas de bienestar y se apoyan unas a otras para alcanzarlas. Este sentido de compromiso y responsabilidad compartida mantiene la motivación y el progreso en el camino hacia la recuperación de la incontinencia urinaria.

- Eliminación del estigma: al compartir y hablar abiertamente sobre la incontinencia urinaria, el grupo contribuye a reducir el tabú y el estigma asociado a los escapes de pis. Al brindar un espacio seguro y de apoyo, se supera la vergüenza y la sensación de aislamiento que algunas mujeres pueden experimentar, sobre todo con incontinencia fecal. La comprensión mutua y el apoyo dentro del grupo ayudan a aumentar la autoestima y la confianza de las integrantes.

Quiero que quede claro que, desde la filosofía y los valores de Mente y Suelo Pélvico, no buscamos presentar la incontinencia urinaria como algo común o aceptable, todo lo contrario. Para eso tenemos al Gobierno, y lo hace muy bien estableciendo impuestos para las compresas y los pañales. Les conviene que haya incontinencia y mujeres dependientes del Estado.

Nuestro objetivo, al contrario, es brindar apoyo y recursos para superar esta dolencia y recuperar la salud para que te comas el mundo de manera totalmente autónoma y dependiente. Nuestro enfoque se centra en darte el poder a ti que aprendas a seguir una simple rutina diaria para que puedas recuperar la musculatura de tu suelo pélvico, reducir tu incontinencia o, en el 94 por ciento de los casos, acabar con ella. Desde Mente y Suelo Pélvico pretendemos empoderar a las mujeres para que recuperen su control y disfruten de una vida plena y sin limitaciones. Nuestro lema es «la que aprende no depende».

HISTORIA DE MARÍA

Quiero compartir contigo la historia de María, una mujer que nos encontró en Facebook y que era reacia a todo esto de lo online, sobre todo a los grupos.

María, cuando empezó el programa de acompañamiento de Mente y Suelo Pélvico, nos contó que se encontraba en un punto en el que la incontinencia urinaria se había vuelto una fuente constante de frustración. No sabía qué hacer ni cómo abordar esta condición que parecía controlar cada aspecto de su vida. La sensación de frustración la abrumaba, ya que había intentado diferentes estrategias sin éxito. Se sentía atrapada en un ciclo interminable de escapes de orina y el desconocimiento de cómo manejarlo.

La vergüenza era una compañera constante para María. Los episodios de escapes de orina en lugares públicos le generaban una gran incomodidad y sonrojo. Sentía la mirada de los demás e imaginaba que juzgaban su aparente falta de control. Cada vez que esto sucedía, la vergüenza se apoderaba de ella, haciéndola sentir pequeña y vulnerable.

El miedo también se aferraba a ella y nublaba su visión de futuro. La idea de terminar dependiendo de pañales le generaba una ansiedad constante. Se preguntaba cómo sería su vida si la incontinencia continuaba empeorando y cómo eso afectaría a su independencia y calidad de vida. El temor a perder su libertad y su capacidad de disfrutar plenamente de las actividades diarias estaba siempre presente en su mente y le generaba una sensación de inquietud.

La desesperación se apoderaba de María cuando no encontraba respuestas o soluciones claras. Se sentía abrumada por la incertidumbre y la falta de control sobre su propio cuerpo. La sensación de no saber qué hacer o dónde buscar ayuda la llevó a un estado de desesperación. Cada intento fallido por encontrar una solución efectiva la dejaba con un sentimiento de impotencia, lo que alimentaba aún más su desesperanza.

En medio de estas emociones abrumadoras, María anhelaba encontrar una salida a esta situación. Buscaba respuestas y soluciones que pudieran brindarle una luz de esperanza en medio de la oscuridad. Deseaba hallar recursos, apoyo y orientación para poder manejar su incontinencia de manera efectiva y recuperar su calidad de vida para no depender de ningún baño cerca. Y fue entonces cuando vio un anuncio de nuestro curso «Las seis claves de cómo acabar con la incontinencia».

Afortunadamente, en ese curso María descubrió un enfoque integral que le brindó la ayuda que tanto necesitaba. A través de la educación sobre la incontinencia urinaria, ejercicios de fortalecimiento del suelo pélvico y el apoyo emocional del grupo privado, comenzó a sentirse más empoderada. A medida que adquiría conocimientos de por qué la incontinencia no era ni normal ni natural y aprendía técnicas prácticas, su frustración se transformaba en esperanza.

Poco a poco, empezó a liberarse de la vergüenza y la culpa que había cargado por tanto tiempo porque ya salía a la calle sin compresa y en casa iba sin bragas. Según asimilaba que «la que aprende no depende», su confianza y autoestima comenzaron a crecer. Aprendió a no permitir que los episodios de escapes de orina la frustraran y se enfocó en las soluciones y en su propio bienestar. Con el paso de las semanas, María se fue sumergiendo en el programa, y su vida comenzó a cambiar de una manera que nunca hubiera imaginado. No solo logró controlar su incontinencia urinaria, sino que experimentó una profunda transformación interna.

Las lágrimas de frustración y soledad que una vez llenaron sus ojos se convirtieron en lágrimas de alegría y gratitud. Ya no se sentía limitada por su condición, sino empoderada por su capacidad de enfrentar y superar los desafíos. La vergüenza que la atormentaba había sido reemplazada por un sentido renovado de autoestima y amor propio porque estaba priorizando en ella.

Pero lo más importante, María encontró una familia en el grupo de Mente y Suelo Pélvico. Varias mujeres, unas auténticas desconocidas para ella hasta hace poco, se convirtieron en sus aliadas más cercanas y confidentes. Juntas habían pasado por momentos difíciles, compartido risas, celebrado logros y se habían apoyado incondicional-mente.

En el último día del programa, mientras se despedían entre lágrimas de gratitud y abrazos virtuales, María se dio cuenta de que su viaje no había terminado. Había aprendi-do valiosas lecciones sobre la importancia del cuidado per-sonal, la confianza en una misma y la fuerza que se en-cuentra en la unión de mujeres valientes y resilientes que habían cambiado su vida para siempre.

En el programa las alumnas no solo tienen sesiones de dudas con la fisioterapeuta, también asisten a clases de mentalidad conmigo. Muchas mujeres, cuando no nos co-nocen, no entienden qué relación tiene el suelo pélvico y la mente. Y es que trabajar en grupo la parte mental en las sesiones del programa de acompañamiento es altamente beneficioso y brinda resultados positivos a nuestras alumnas. Te describo a continuación algunos de los beneficios y logros que se pueden obtener al incluir el aspecto mental en el trabajo en grupo:

- Apoyo emocional: al trabajar en un entorno grupal, las mujeres pueden compartir experiencias similares, desafíos y logros. Esto crea un ambiente de apoyo emocional donde se sienten comprendidas y respaldadas por otras personas que están pasando por situaciones similares. Compartir y escuchar las historias de otras mujeres genera un sentido de comunidad y disminuye la sensación de aislamiento.
- Empoderamiento: cuando aprenden y comprenden la importancia de la conexión entre la mente y el suelo pélvico, las participantes adquieren un mayor sentido de control sobre su propia salud y bienestar. El conocimiento y la conciencia de cómo los aspectos mentales y emocionales afectan la salud del suelo pélvico les brinda herramientas para tomar decisiones acertadas y promover su propio autocuidado.
- Identificación de creencias limitantes: trabajar en grupo permite explorar y desafiar creencias limitantes relacionadas con la sexualidad, el cuerpo y la sa-

lud en general. A través de discusiones abiertas y de la guía de profesionales, las participantes cuestionan y reevalúan creencias arraigadas que podrían estar afectando negativamente su bienestar y desarrollo personal.

- Aprendizaje compartido: en un entorno grupal, las participantes tienen la oportunidad de aprender de las experiencias y conocimientos de otras mujeres. Esto enriquece el proceso de aprendizaje y ofrece perspectivas diversas que inspiran y motivan. El intercambio de ideas y la retroalimentación entre las participantes pueden abrir nuevas posibilidades y soluciones a los desafíos individuales.

- Reforzamiento de la motivación: al estar rodeadas de otras personas que están comprometidas con el mismo objetivo de mejorar la salud del suelo pélvico para acabar con la incontinencia, las alumnas han encontrado una mayor motivación para mantenerse en el programa y seguir practicando los ejercicios y técnicas recomendados. El apoyo mutuo y la celebración de los logros individuales fomentan un ambiente positivo que impulsa a las participantes a seguir adelante.

En resumen, trabajar en grupo la parte mental en nuestro programa de acompañamiento genera un ambiente de apoyo emocional, empoderamiento, aprendizaje compartido, desafío de creencias limitantes y refuerzo de la motivación. Estos aspectos contribuyen a un mayor bienestar físico, emocional y mental de las alumnas y a promover cambios positivos en su vida.

Para esto hemos creado un espacio seguro y respetuoso donde todas las participantes se sientan cómodas y puedan compartir sus experiencias de manera confidencial, si así lo desean. Al entrar al grupo hay una norma que hay que cumplir, la del «cero juicio»: la que no cumpla esta regla, no puede estar con nosotras porque debe prevalecer un ambiente de seguridad y confianza ante cualquier otra cosa. Quiero compartir ahora contigo la historia de Tere, una mujer de cuarenta y cinco años que estuvo lidiando con la incontinencia urinaria durante años. Los escapes de orina habían afectado a su confianza y calidad de vida, y sentía una gran frustración al no encontrar una solución efectiva, ya que llevaba años probando de todo: láser, bótox, fisioterapeutas, etc. Sin embargo, todo cambió cuando Tere descubrió el programa de acompañamiento de Mente y Suelo Pélvico a través de Instagram.

Se apuntó a uno de nuestros cursos gratuitos y, después de tener buenos resultados en tan solo una semana, decidió unirse al programa, y allí se encontró inmediatamente en un entorno de apoyo y comprensión. Conoció a otras mujeres, como ella, que también querían vivir tranquilas y olvidarse de la incontinencia; todas ellas estaban dispuestas a encontrar una solución.

En las sesiones de dudas con la fisioterapeuta del programa, Tere compartía sus metas y desafíos con el grupo. Cada día, después de hacer su rutina de ejercicios para suelo pélvico, se decía: «Objetivo cumplido», y cuando su motivación flaqueaba, leer los objetivos diarios de sus compañeras y los logros que iban consiguiendo le recordaba que era posible acabar con los escapes de pis. El apoyo mutuo y las palabras de aliento de las otras mujeres eran un estímulo constante para seguir adelante, incluso en los momentos de bajona.

Con el tiempo, Tere comenzó a notar cambios significativos en su vida. Los escapes de orina se redujeron gradualmente y, al final, desaparecieron por completo. La confianza en sí misma volvió a todo su ser, y se sintió empoderada al saber que tenía el control sobre su suelo pélvico.

Pero la historia de Tere no se limitó solo a la eliminación de la incontinencia. A medida que avanzaba en el programa, experimentó una transformación más profunda. El grupo de acompañamiento no solo la ayudó a superar la incontinencia, sino que también le brindó un espacio para compartir sus preocupaciones, miedos y emociones relacionadas con la salud íntima. El abrirse y contar cosas que no había contado nunca a otras personas hizo que otras compañeras también se abrieran.

En este entorno seguro y de confianza, Tere pudo explorar las causas subyacentes de su incontinencia y trabajar en su bienestar emocional. A través de técnicas de relajación, visualización y trabajo psicológico, aprendió a gestionar el estrés, la ansiedad y las preocupaciones que habían estado afectando negativamente su musculatura del suelo pélvico.

Según avanzaba en su viaje de recuperación, Tere se convirtió en una fuente de inspiración para sus compañeras de grupo. Su determinación, compromiso y éxito en superar la incontinencia fueron una motivación adicional para las demás mujeres. Juntas celebraron cada logro, cada objetivo cumplido y cada avance en su camino hasta poner fuerte su suelo pélvico.

La historia de Tere y su experiencia en el programa de acompañamiento de Mente y Suelo Pélvico es una fuente de inspiración para muchas mujeres que afrontan problemas similares. A través de su historia, Tere demostró que, con el apoyo adecuado y la determinación personal, se puede superar la incontinencia y recuperar una vida plena y sin limitaciones.

Hoy día sigo dando la enhorabuena a Tere.

Su experiencia refleja cómo el trabajo en grupo y el apoyo mutuo pueden ser elementos esenciales en el proceso de superar la incontinencia y lograr resultados positivos. Aquí hay algunas razones por las que el grupo puede ser beneficioso:

- Motivación y apoyo: proporciona un entorno de apoyo emocional donde las participantes pueden compartir sus logros, desafíos y experiencias. El hecho de leer los objetivos cumplidos y recibir palabras de aliento de las compañeras aumenta la motivación y la determinación de cada persona para seguir adelante, incluso cuando se encuentran con obstáculos.
- Sentido de pertenencia: formar parte de un grupo con otras mujeres que están pasando por situaciones similares crea un sentido de comunidad y pertenencia. Saber que no están solas en su lucha contra la incontinencia brinda un alivio emocional y una sensación de conexión con las demás.

- Compartir conocimientos y experiencias: en un grupo, las participantes intercambian información, consejos y estrategias que han funcionado para ellas. Esto puede ser de gran ayuda para aprender nuevas técnicas, obtener ideas prácticas y descubrir enfoques que sean efectivos en su propio proceso de recuperación.

- Inspiración y motivación mutua: ver los logros y avances de las compañeras es inspirador y motivador. El éxito de las demás genera un impulso adicional para seguir adelante y perseverar en el programa de acompañamiento.

- Responsabilidad compartida: estar en un grupo implica un compromiso y una responsabilidad compartida. Así, compartir los objetivos y progresos con las compañeras crea un sentido de responsabilidad mutua, lo que ayuda a mantener la disciplina y la constancia en la práctica de los ejercicios y técnicas recomendados.

No me canso de destacar que cada persona es única y puede beneficiarse de manera diferente del trabajo en grupo. Algunas mujeres encuentran una gran motivación y apoyo en este entorno, mientras que otras prefieren un enfoque más individualizado. Es fundamental respetar las necesidades y las preferencias individuales de cada participante y adaptar el programa de acompañamiento en consecuencia.

Te espero en alguno de nuestros cursos gratuitos para que puedas aprender más cosas sobre la incontinencia urinaria, fecal o de gases, prolapso o cualquier disfunción sexual. Si estás interesada, nos puedes seguir en Instagram en @menteysuelopelvico, y en Facebook, YouTube y TikTok con el mismo nombre.

Y recuerda, la que aprende no depende.

AGRADECIMIENTOS

A mi querida abuela Matilde, que antiguamente era la partera del pueblo y ayudaba a parir a las mujeres de la zona. Era una mujer de campo que usaba todos los medios y conocimientos que tenía para ayudarlas, y que se encargaba también de que los ombligos de los recién nacidos estuvieran bien cuidados poniéndoles pinzas para que todo fuera bien. Pienso que con ella empezó todo esto porque ahora yo me ocupo de cuidar también a las mujeres y sus suelos pélvicos para que mejoren su calidad de vida. Gracias por dejarme aprender de ti.

Gracias a mis padres por dejarme ser quien soy y por respetar mis decisiones incluso cuando creían que no era lo «correcto».

Gracias a mis tres hermanas y a mi hermano, por el respeto y el cariño.

Gracias a cada mujer que me inspiró con un comentario o una opinión, gracias a todas y cada una de mis alumnas de Playa del Hombre; todo esto nació en ese maravilloso lugar.

Gracias a mis dos Lauras por ayudarme en todo este proceso y por vivir el proyecto Mente y Suelo Pélvico como si también fuera suyo.

Esta parte de agradecimiento es para ti, Alicia: las palabras son pocas por todo lo que me ayudas a que mis sueños, pasiones y locuras se lleven a cabo. Siempre tengo un sí de tu parte, me animas y me elevas a que cada día sea más yo, y eso solo tiene una palabra: AMOR. Gracias.

Gracias a mis hijos, Álvaro y Mateo, por enseñarme diariamente algo nuevo; a veces pienso que me enseñan más ellos a mí que yo a ellos.

Mateo, reboso de amor cada vez que me dices gracias por traerme a este mundo, mamá. Álvaro, no quepo en mí siempre que me llamas mamá; no sé cómo decirte todo lo que te quiero.

Soy afortunada de tenerles en mi vida, mis personas favoritas, gracias por tanto AMOR.